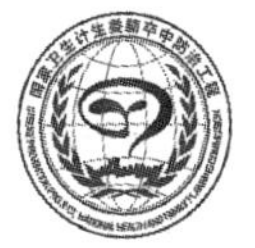

脑卒中防治系列
总主编　王陇德

脑卒中内科治疗

Stroke Medical Treatment

主　编　蒲传强　崔丽英　霍　勇
副主编　王拥军　刘　鸣　樊东升　母义明
编　委（按姓氏笔画排序）
于生元　王　柠　方　琪　安中平
许予明　孙宁玲　纪立农　杜怡峰
杨　弋　何　俐　何志义　汪　昕
张　澍　张允岭　张微微　陈生弟
武　剑　罗本燕　赵　钢　赵性泉
胡　波　施福东　徐　运　徐安定
唐北沙　彭　斌　董　强　曾进胜
谢　鹏　楼　敏

人民卫生出版社

图书在版编目（CIP）数据

脑卒中内科治疗 / 蒲传强，崔丽英，霍勇主编. —北京：人民卫生出版社，2016

ISBN 978-7-117-22266-2

Ⅰ. ①脑… Ⅱ. ①蒲… ②崔… ③霍… Ⅲ. ①脑血管疾病－内科学－治疗学 Ⅳ. ①R743.05

中国版本图书馆 CIP 数据核字（2016）第 052035 号

脑卒中内科治疗

主　　编：蒲传强　崔丽英　霍　勇
出版发行：人民卫生出版社（中继线 010-59780011）
地　　址：北京市朝阳区潘家园南里 19 号
邮　　编：100021
E - mail：pmph @ pmph.com
购书热线：010-59787592　010-59787584　010-65264830
印　　刷：北京铭成印刷有限公司
经　　销：新华书店
开　　本：850 × 1168　1/32　**印张：**7.5
字　　数：150 千字
版　　次：2016 年 4 月第 1 版　2016 年 8 月第 1 版第 2 次印刷
标准书号：ISBN 978-7-117-22266-2/R · 22267
定　　价：28.00 元

《脑卒中防治系列丛书》

编　委

编　委

出版说明

随着近30年来我国经济的高速发展，我国居民的疾病谱发生了重大变化，心脑血管疾病等慢性非传染性疾病已成为严重威胁民众健康和致残、致死的首要原因，其中以脑卒中最为突出。2010年，全球研究数据显示，脑卒中已成为中国第一位死亡原因。脑卒中给我国居民家庭和社会带来了沉重负担，危害极为严重。为了应对脑卒中的严峻威胁，国家卫生和计划生育委员会启动脑卒中防治工程，组织各级卫生行政部门、各级医疗机构、疾病预防控制中心等共同开展脑卒中防治工作，摸索建立了覆盖全国的脑卒中防治网络体系，为我国心脑血管疾病的防治工作开展了大量有益探索。

为在各级医疗机构中深入推进脑卒中的规范化防治，国家卫生计生委脑卒中防治工程委员会组织专家充分借鉴国际先进经验，并结合我国医疗机构对脑血管病的医疗实践状况，开展《脑卒中防治系列丛书》的编写，经专家多次讨论和审阅，最终形成本套丛书。

本套丛书有如下特点：

1. 编写工作是在对全国31个省、市、自治区，共300多家脑卒中防治基地医院充分调研的基础上开展的，充分反映了全国脑卒中防治领域的需求。

2. 图书品种是严格按照脑卒中各相关专业构成和业务能力发展要求设置的，涉及内科治疗、外科治疗、介入治疗、康复治疗、影像学评估、专科护理、健康管理和超声筛查8个专业。

3. 为了保证内容的学术水平与实用性，编写人员均由来自全国大型综合性三甲医院的知名专家和临床一线的中青年优秀专家组成。

4. 为了保证内容的权威性和指导性，参考文献来源于国内、外各相关专业委员会制定的指南、规范、路径和国家级教材。

5. 内容在保持先进性的同时，以脑卒中防治的规范化培训为目的，更侧重于知识点的成熟性和稳定性。

6. 字词凝练，内容表达尽量条理化、纲要化、图表化。

本套丛书共8本，除适合各级医院脑卒中相关临床工作者阅读之外，还兼顾综合性医院各专业年轻医师和临床型研究生规范化培训使用。本套图书将根据临床发展需要，今后每3～5年修订一次。整套丛书出版后，将积极进行数字化配套产品的出版。希望本套丛书的出版为提高我国脑卒中防治的综合能力，遏制脑血管病的高发态势，维护广大人民群众的健康权益，做出应有的贡献。

由于编纂时间仓促，书中难免有疏漏之处，敬请广大读者提出宝贵意见。

国家卫生计生委脑卒中防治工程委员会

2016年4月

防治卒中
健康中國

题赠国家卫生计生委
脑卒中防治工程

陈竺 二〇一五年四月二十八日

序

为在全国范围内尽快建立一整套脑卒中高危人群筛查与防治技术推广体系，加快培养一批高水平、高素质、能够承担脑卒中筛查与防治工作的专业医务人员，全面提升脑卒中防治意识，国家卫生计生委脑卒中防治工程委员会组织了国内脑卒中防治领域顶级专家和学者，历时3年时间，共同编写了这套《脑卒中防治系列丛书》。这是我国在脑卒中防治工作中的一件具有重要意义的大事。

近年来，随着中国经济的快速增长，人们的生活方式发生了很大的变化，因人口老龄化的加速和不良生活方式所导致的慢性非传染性疾病（简称“慢性病”）的防控工作压力巨大。而脑卒中作为当前慢性病中致死率、致残率最高的疾病之一，已成为我国慢性病筛查与防治工作的重点。国家卫生计生委脑卒中防治工程委员会自2011年成立至今，本着“关口前移、重心下沉、提高素养、宣教先行、学科合作、规范诊治、高危筛查、目标干预”的指导方针，聚焦国内脑卒中筛查与防治体系建设，进行顶层设计、科学谋划，抓住当前脑卒中筛查与防治工作中的重点、难点问题，进行矢力攻坚、扎实推进，在加强国内慢性病防治管理与人民群众健康教育普及、推进国家“基层首诊、双向转诊、急慢分治、上下联动”分级诊疗体系建设和完善基层医疗卫生机构网格化管理运行机制等方面进行了诸多有益的探索，为推进“健康中国”建设做出了积极贡献。

《脑卒中防治系列丛书》总结了我国老、中、青三代医学专家在脑卒中防治领域的集体智慧和实践经验，同时吸纳了当前循证医学已经证实的医学科技新进展，顺应了当前脑卒中防治的发展需要。它为国内脑卒中防治一线的医务人员提供了工作指导和业务规范，也为各级卫生行政管理部门对脑卒中防治体系的建设与监管提供了科学的依据。《脑卒中防治系列丛书》的编写是一项艰巨的工程，在编写过程中专家们尽职尽责，一丝不苟，精益求精，确保了这套丛书的科学性、规范性和可操作性。我代表卫生计生委并以我个人的名义对参与本套丛书编写的各位专家表示衷心的感谢。

当然，我国脑卒中筛查与防治工作仍处于起步阶段，需要加强与完善的地方还很多，难免存在一些不足。在此，我希望国内脑卒中防治领域的专家和一线医务人员对本套丛书提出宝贵的意见和建议，以便再版时修订，力争将此套丛书打造成国内知名的脑卒中防治培训用书，为我国脑卒中防治工作做出应有的贡献。

2016年4月

前　言

慢性非传染性疾病严重威胁我国人民的健康，脑血管病首当其冲，遏制脑血管病的高发态势刻不容缓。6年前，国家启动了脑卒中防治工程，全国各省、自治区、直辖市卫生行政部门认真组织，各基地医院、基层医疗卫生机构及广大专家、学者积极参与，国家一级脑卒中防控网络体系现已基本建成，脑卒中中心建设如火如荼，筛查和随访大数据库已具规模，各级医疗卫生机构多学科协同防治水平和医务人员的防治结合理念得到了显著提升，人民群众的脑卒中防控意识不断增强。

随着脑卒中防治工程的深入开展，脑卒中防治的临床、科研和管理工作得到越来越广泛地重视，而与之相应的，却是相关知识的贫乏和技术的不规范，迫切需要科学权威的书籍用于培训和指导。为此，国家卫生计生委脑卒中防治工程委员会从2012年起，邀请赵继宗、周良辅、蒲传强、崔丽英、霍勇、凌锋、姜卫剑、励建安、张通、郭燕红、李秀华、高培毅、华扬等专家担任主编，近150位国际、国内知名专家担任编委，历时3年，编写完成了这套《脑卒中防治系列丛书》。整套丛书近百万字，内容来自于各位专家多年的临床实践经验总结和对全国

31个省市自治区共306家脑卒中防治基地医院的充分调研成果，真实反映了我国脑卒中防治领域相关专业的需求。本套丛书严格按照脑卒中各相关专业构成和业务能力发展的要求，共设置了内科治疗、外科治疗、康复治疗、影像学评估、专科护理、健康管理及超声筛查等8个分册。这套丛书的编写，旨在引导临床医生和医学科研工作者开阔思维，不断从临床实践和科学研究等方面提高自身能力；指导各级卫生行政部门、疾控机构和基地医院等，借鉴可行的方法与经验，继续探索我国脑卒中防治的新模式，从而降低脑卒中的发病率和死亡率，为提高人民群众的健康水平做出重要贡献。

本套丛书的编纂可能有疏漏之处，敬请广大读者提出宝贵意见。

2016年4月

目　录

第一章 我国脑卒中的流行病学概况和治疗、预防现状

第一节 我国脑卒中的流行病学概况

急性脑血管病又称为脑卒中，这类疾病从 2008 年之后已经上升为我国第一位的死亡原因（排在二至四位的分别为恶性肿瘤、呼吸系统疾病和心血管疾病；而在 2008 年之前，脑卒中排在恶性肿瘤之后为我国第二位的死亡原因）。我国脑卒中具有“五高”的流行病学特征，即高发病率、高病死率、高致残率、高复发率和高经济负担。脑卒中对我国人民的生命、健康、心理、社会功能以及财产都会产生很大的威胁，对和谐生活的美好愿望也有很大的危害性。

中国每年有 250 万以上的新发脑卒中病例（包括既往卒中患者的复发），每年有约 170 万患者死于脑卒中。校正年龄后的脑卒中年发病率为 116/10 万～219/10 万，脑卒中年死亡率为 112/10 万～134/10 万。以我国总人口除以 1 年的时间做一个简单运算，约每 12 秒就有 1 名中国人罹患卒中，约每 19 秒就有 1 名中国人因卒中而死亡。以单一时点的横断面来看，我国现存脑血管病患者

超过700万人，其中约70%存在不同程度的残疾，30%存在生活依赖的重度残疾。我国脑卒中患者70%以上为缺血性脑卒中，他们多具有多重危险因素，复发率高，而且随着人口老龄化和经济水平的快速发展及生活方式的变化，缺血性脑卒中发病率明显上升，提示以动脉粥样硬化为基础的缺血性脑血管病（包括短暂性脑缺血发作）发病率正在增长。2012年统计资料显示，我国每年用于直接治疗脑卒中费用估计要在120亿元人民币以上，加上各种间接经济损失，每年因脑卒中的支出接近200亿元人民币。因卒中的发病呈增长趋势，目前卒中的医疗花费估计要明显高于五年之前。脑卒中已经给国家、社会和众多家庭造成沉重的经济负担。

第二节 我国脑卒中的内科治疗和人群预防现状

近年来，随着人口老龄化进程的加快和生活方式的转变，脑卒中尤其是缺血性脑卒中已经成为我国主要的公共卫生问题之一。在我国，绝大多数缺血性脑卒中患者无论是在发病的急性期还是在二级预防期间都要接受以药物治疗为主的内科治疗。尽管缺血性脑卒中的治疗药物种类繁多，但有确凿循证医学证据支持的药物和疗法并不多。

现阶段我国卒中治疗的整体水平还有待提高，不同地区、不同级别的医院在卒中治疗上也存在较大差异，因此特别需要规范化的治疗方案。这就要求我们要了解国内卒中治疗的现状，对照国外指南和国际先进水平，有针对性地结合我国实际情况制订新的治疗规范。

一、脑卒中的急性期药物治疗现况

目前国内有关缺血性脑卒中治疗的临床资料已经很多，而且也已经完成了脑卒中综合规范临床（内科）诊治方案的研究（国家“十五”攻关项目）和中国国家卒中登记（国家“十一五”科技支撑计划项目），为了解全国范围内的卒中急性期治疗情况提供了临床资料。

2009 年 4 月在中华神经科杂志发表的中国脑卒中医疗质量评估（The China Quality Evaluation of Stroke Care and Treatment，China QUEST）是一项前瞻性、多中心、全国性研究，在具有代表性的城市、郊区和农村进行，按照国家和国际治疗指南，评价中国缺血性脑卒中急性期治疗状况的大型研究。通过这项研究资料，我们可以比较客观地看到当前国内急性卒中的治疗情况。

China QUEST 在国内 32 个城市的 62 家医院进行，每个试验点按照地理和服务范围确定其城市、郊区和农村的医院和门诊，应用多种资源进行脑卒中登记，包括急诊室、住院患者名单、神经科病房、门诊、出院（存活者）资料等。该研究对入选的缺血性脑卒中患者的临床资料进行了详细收集，包括人口学资料、院前资料、病史体征、诊断依据，重点是各种治疗手段（具体药物、剂量、疗程等）。研究方法是比较不同地区、不同级别医院间治疗方法的差异，并对照国内和国际卒中指南对各种治疗状况进行逐项分析。China QUEST 共筛查了 13 038 例患者，登记入组者 6416 例。以长江为界，将医院分别归入南方和北方，涉及二级医院 14 家，三级医院 48 家。医院地理覆盖面很广，统计资料基本可以代表国内大中型医院实际卒中的治疗水平。

该研究结果显示：缺血性脑卒中患者从发病到医院时间平均为 20.1 小时，发病 3 小时内到医院的有 21.3%，南、北方时间的差异没有统计学意义。1.9% 得到了静脉溶栓治疗（使用尿激酶的患者比例为 1.3%，使用 rt-PA 的为 0.6%）；发病 3 小时内的溶栓率也只有 8.9%，在溶栓这个治疗环节上北方明显多于南方。所有的缺血性脑卒中患者中 75.9% 接受了静脉用神经保护剂治疗，包括依达拉奉、神经节苷脂、小牛脑糖苷肌肽注射液、马来酸桂哌齐特注射液、吡拉西坦注射液、胞磷胆碱和其他神经保护剂。南方和北方在使用神经保护剂使用数量方面，差异没有明显统计学意义。二级医院使用神经保护剂（82.5%）明显比三级医院多。有 79.3% 的卒中患者在急性期接受了静脉中药制剂治疗。在急性期 76.1% 的患者使用了阿司匹林，4.5% 的患者使用了氯吡格雷（抗血小板治疗率 80.6%）。以上治疗南北方无统计学意义上的差异。

从 China QUEST 的资料看，现阶段国内缺血性脑卒中急性期治疗在抗血小板方面做的尚好，与发达国家相差不大。而平均到院时间比发达国家明显延长，溶栓比例，特别是使用 rt-PA（循证医学证据最充分）溶栓的则少得多。另一方面，神经保护剂和中药制剂的使用比例很高，而这两类疗法目前均缺乏有力证据证实其在卒中治疗中的效果。

“十一五”期间完成的中国国家卒中登记（China National Stroke Registry，CNSR）是一项前瞻性、多中心、全国性登记研究，在具有代表性城市的二级和三级医院进行，按照国家和国际治疗指南，评价中国缺血性脑卒中急性期治疗状况的大型登记研究。通过这项研究资料，我们可以比较客观地看到当前国内急性卒中治疗的情况。

CNSR 在内地 31 个省直辖市和自治区、香港特别行政区的 132 家城市医院进行，进行住院脑卒中患者登记。该研究对入选的缺血性脑卒中患者的临床资料进行了详细收集，包括人口学资料、院前急救情况、病史体征、影像，住院期间干预和治疗，最终诊断、费用和出院后随访。基线登记入组者 14 526 例缺血性卒中患者，涉及二级医院 32 家，三级医院 100 家。医院地理覆盖面很广，统计资料基本可以代表国内城市大中型医院实际卒中的治疗水平。

该研究结果显示：缺血性脑卒中患者从发病到医院时间平均为 26 小时，发病 3 小时内到医院的有 21.5%。2.4% 得到了静脉溶栓治疗（使用尿激酶的患者比例为 1.3%，使用 rt-PA 为 1.6%）；发病 3 小时内溶栓率 12.3%，入院 48 小时内抗栓药物治疗 80.3%，深静脉血栓预防 59.6%，吞咽功能评价 36.4%。

从 China QUEST 与 CNSR 的资料粗略比较看，现阶段国内缺血性脑卒中急性期治疗 3 小时内使用 t-PA 较前进步。而平均到院时间比发达国家明显延长，溶栓比例仍然较低。另一方面，急性期抗栓药物的使用较前改善，但仍未达到优化的比例。

当前我国脑卒中的急性期治疗确实需要推广指南中推荐的治疗措施与流程，结合实际认真解读指南，让指南在临床实践中真正发挥作用，知道哪些药物需要急用、哪些缓用、哪些可用、哪些禁用。并加强对大众进行卒中知识的宣传教育，缩短发病到医院时间，及时溶栓治疗，使更多的脑卒中患者从中获益。

二、脑卒中的人群预防现状

缺血性脑卒中的二级预防和一级预防涉及内容极广，仅预防用药就包括针对卒中本身和脑动脉硬化的治疗用药和诸多危险因素的控制用药，目前权威大规模统计资料尚不完备。本节仅结合一些国内较大的研究报告，对缺血性脑卒中预防现状进行概述。

高血压是脑卒中最重要的可干预危险因素，在卒中一级和二级预防中都极为重要。美国 2000 年高血压患者的知晓率、服药率和控制率分别是 70%、59% 和 34%，而 2002 年我国的相应指标分别是 30.2%、24.7% 和 6.1%，较之美国仍处于较低水平，有待于采取更加积极合理的对策，进一步加大健康教育和干预管理力度，使上述指标尽快得到提高。

在中国六个中心进行的一项病例对照研究，共纳入 1823 例脑卒中患者和 1832 例对照病例，结果表明高同型半胱氨酸（Hcy）人群（≥16μmol/L）脑卒中风险增加了 87%；进一步的随访研究证实，高 Hcy 患者脑卒中复发率和全因死亡率均显著升高。多项研究证实了降低 Hcy

在卒中一级预防中的效果，而全国范围内，在卒中的一级预防中对Hcy的重视程度还远远不够。

对于脑卒中而言，二级预防中最重要的措施为抗血小板治疗，各国指南均有强烈推荐。在缺血性脑卒中的急性期，我国抗血小板治疗虽距指南要求还有差距，但已与发达国家相差不多。而卒中患者随着时间推移，在脱离卒中急性期后，抗血小板治疗药物的使用率迅速下降。一项我国2009年发表的前瞻性、多中心、医院注册研究，纳入了4782例缺血性脑卒中患者，调查了出院时、出院3个月后和12个月后使用抗血小板药物的情况，发现使用率由刚出院时的81%，阶梯式下降为出院后3个月73%和12个月时的60%。其中还包括了相对不少在使用小于每日50mg阿司匹林的患者。未坚持服药的原因包括医生未强调、忽视预防治疗的重要性、对药物疗效和副作用的误解、经济原因、对健康问题不积极等。在停药患者中83%是由于患者和医生的共同因素造成，仅约4%的患者因不符合适应证或不能耐受药物副作用停止服用。

CNSR的缺血性卒中二级预防情况如：出院抗栓治疗71%，合并房颤患者出院抗凝药物治疗19.7%，出院他汀药物治疗42.6%，合并高血压患者出院降压药物治疗56.4%，合并糖尿病患者出院降糖药物治疗62.8%。提示我国二级预防尤其是合并房颤患者的抗凝使用率较低，远低于发达国家水平，这与华法林药物使用需要密切监测INR值，存在出血风险的顾虑等有密切相关。

从以上几个方面观察我国缺血性脑卒中的一、二级预防情况发现，不仅需要加强患者健康教育，普及一级预防理念；也要使参与卒中预防工作的广大医师改变观念，重视二级预防的规范化，认真理解指南，将指南推荐的预防措施与临床实践密切联系起来。

第三节　提高脑卒中的诊疗和预防水平的策略

卒中整体诊疗、预防水平的提高，有赖于建立在系统性筛查和广泛普及的健康教育基础上的一级预防，正确全面的二级预防，以及医疗资源的合理分配、多学科的联合治疗。而对于作为脑卒中防治主要力量的临床医师而言，面对众多卒中患者及卒中危险因素携带者，需要做的是依据指南和良好的循证医学证据，结合患者实际情况和医疗条件，规范化完成卒中的诊疗及预防工作。

卒中是具有高发病率、高病死率、高致残率、高复发率和高额负担的“五高”疾患，医师的应对策略则是“五早”：即早诊断、早治疗、早康复、早预防、早宣教。

美国在“跟着指南走”的卒中诊疗策略指导下，将要完成“健康人 2010”项目中卒中防控的目标，即将 2000 年 60/10 万的卒中病死率下降至 48/10 万。而我国 2006 年的卒中病死率超过 120/10 万。由此可见，遵循指南，架起临床实践与指南间的桥梁，规范卒中诊疗及预防行为，在我国有更大的现实意义和更迫切的需求。因此，作为卒中防治工作核心力量的医师应该积极学习卒中诊疗的规范措施与流程，正本清源，将基于循证证据的临床卒中指南与医师本身的诊治经验有机结合，真正为广大卒中患者更好的服务。

在“十二五”期间，我国已启动脑血管病急性期诊疗技术规范化应用和医疗质量评价与持续改进技术研究，以期建立适合中国国情的卒中医疗管理评估的核心指标体系和持续医疗服务质量评价、改进登记模式，规范和提高我国急性脑血管病的整体诊治水平，降低致死、致残率，提高患者生存质量。

参考文献

1. 中华医学会神经病学分会脑血管病学组“卒中一级预防指南”撰写组. 中国卒中一级预防指南 2010. 中华神经科杂志，201144(4): 282-288
2. 中华医学会神经病学分会脑血管病学“缺血性脑卒中二级预防指南”撰写组. 中国缺血性脑卒中和短暂性脑缺血发作二级预防指南 2010. 中华神经科杂志，2010，43(2): 154-160
3. 中国脑卒中医疗质量评估(QUEST)协作组. 中国急性缺血性脑卒中治疗现状. 中华神经科杂志，2009，42(4): 223-228
4. 脑卒中综合规范临床(内科)诊治研究方案协作组. 规范治疗急性脑卒中显著降低患者住院病死率. 中华神经科杂志，2005，38(1): 17-21
5. 卫生部心血管病防治研究中心，中国高血压防治指南修订委员会. 中国高血压防治指南. 高血压杂志，2005，13 增刊: 3-41
6. 北京神经病学学术沙龙. 2359 例青年脑卒中患者危险因素研究. 中华流行病学杂志，2003，24(2): 106-108
7. 刘瑜. 脑卒中发病率变化趋势分析. 疾病监测与控制杂志，2008，2(6): 333-334
8. 王拥军，刘力生，徐希平，等. 我国脑卒中预防策略思考: 同时控制高血压和高同型半胱氨酸水平. 中华医学杂志，2008，88(47): 3316-3318
9. 卫生部疾病控制司，中华医学会神经病学分会制定. 中国脑血管病防治指南(试行版).2005
10. Delcourt C，Hackett M，Wu Y，et al. Determinants of Quality of Life After

Stroke in China：The ChinaQUEST（QUality Evaluation of Stroke care and Treatment）Study.Stroke，2010，41（5）：967-974

11. Ly Jv，Zavala JA，Donnan GA. Neoroprotection and thrombolysis：combination therapy in acute ischaemic stroke. Expert Opin Phannacother，2006，7：1571-1581
12. Deng YZ，Reeves MJ，Jacobs BS，et al. IV tissue plasminogen activator use in acute stroke：experience from a state wide registry. Neurology，2006，66：306-312
13. Li Z，Sun L，Zhang H，et al. Multicenter Case-Control Study in China. Elevated plasma homocysteine was associated with hemorrhagic and ischemic stroke，but methylenetetrahydrofolate reductase gene C677T polymorphism was a risk factor for thrombotic stroke：a Multicenter Case-Control Study in China. Stroke，2003，34：2085-2890
14. Zhang W，Sun K，Chen J，et al. High plasma homocysteine levels contribute to the risk of stroke recurrence and all-cause mortality in a large prospective stroke population ，2009，26：118，187-194
15. Wang X，Qin X，Demirtas H，et al. Efficacy of folic acid supplementation in stroke prevention：a meta-analysis.Lancet，2007，369：1876-1882
16. Ke XJ，Yu YF，Guo ZL，et al.The utilization status of aspirin for the secondary prevention of ischemic stroke. 中华医学杂志：英文版，2009，122（2）：165-168
17. Health People 2010 Final Review，http：//www.cdc.gov/nchs/products/pubs/pubd/hp2010/review/highlightshp2010.htm
18. Yang G，Wang Y，Zeng Y，et al. Rapid health transition in china，1990-2010：Findings from the global burden of disease study 2010. Lancet，2013，381：1987-2015
19. Liu L，Wang D，Wong KS，et al. Stroke and stroke care in china：Huge burden，significant workload，and a national priority. Stroke，2011，42：3651-3654
20. Wang Y，Cui L，Ji X，et al. The china national stroke registry for patients with acute cerebrovascular events：Design，rationale，and baseline patient characteristics. International journal of stroke：official journal of the International Stroke Society，2011，6：355-361

21. Wang Y，Liao X，Zhao X，et al. Using recombinant tissue plasminogen activator to treat acute ischemic stroke in china：Analysis of the results from the chinese national stroke registry（cnsr）. Stroke，2011，42：1658-1664

第二章 脑卒中的人群一级预防

第一节 概　述

疾病的一级预防(primary prevention)亦称为病因预防，是针对致病因素的预防性措施。随着医疗技术的进步，一些有效的治疗手段在一定程度上能够降低脑卒中的致残率和病死率，但并不能减少脑卒中的发生率。研究证明，脑卒中是可以预防的，77%以上的脑卒中是首发事件，有效地预防才是降低脑卒中负担的最佳途径，其中一级预防最值得关注。因此应特别强调一级预防，即针对卒中的危险因素积极地进行早期干预预防，减少卒中的发生。

我国中华医学会神经病学分会以及美国心脏协会(美国卒中协会)制定的卒中一级预防指南，均根据干预的可能性(不可干预、可干预或潜在可干预)和证据强度(证据充分或证据不太充分)，将首次卒中的危险因素(直接增加疾病发生的可能性；或者如果缺乏或被去除，则疾病发生的可能性减少)或风险标志物(其属性或出现与疾病发生的可能性相关，但缺乏必然的因果关系)分为不可干预与可干预两类，可干预的危险因素又被分为证据充分及尚未充分证实的两个亚类。

第二节 不可干预的危险因素

一、年龄

近年来尽管青年卒中的发病率有所增加，但中老年患者仍是脑卒中的主要人群。55 岁以后，卒中的发病率每 10 年约增加 1 倍。

二、性别

卒中患者中，男性比女性更为常见。除 35～44 岁和大于 85 岁的两个年龄段外，出血性脑卒中和缺血性脑卒中均呈现上述情况。

然而某些因素，如服用口服避孕药（oral contraceptives，OC）和妊娠，可使年轻女性卒中风险增高。

三、低出生体重

国外研究表明，出生体重<2500g 者发生卒中的几率是出生时体重≥4000g 者的 2 倍多，但这种相关性依据目前并不充分。

四、种族（民族）

国外的研究表明，与白人相比，黑人和一些西班牙裔（拉丁美洲裔）美国人所有亚型的卒中发病率和病死率均较高。尤其是青年和中年黑人，与相同年龄段白人相比，其蛛网膜下腔出血和脑出血风险均显著增高。

我国20世纪80年代全国调查发现，脑卒中的汉族患病率和发病率均高于少数民族；8个少数民族中，位于我国北方的4个民族（朝鲜族、回族、维吾尔族、蒙族）均高于南方的4个少数民族（白族、布依族、彝族、壮族）；但是由于这种差异还与脑卒中的地理分布差异一致，因此并不能确定这种差异是源于民族本身的因素。

五、遗传因素

有卒中家族史者卒中风险约增高30%。该类卒中风险可能是通过多种机制介导，包括：①卒中危险因素的遗传可能性；②对这些危险因素效应的遗传易感性；③家族中共有的文化（环境）和生活方式因素；④遗传与环境因素之间的相互作用。

因此，获得家族史有利于筛查识别卒中高危人群；对患有少见的卒中遗传病因患者，可考虑做遗传咨询。

第三节　证据充分的可干预危险因素

一、高血压

高血压是脑卒中最重要的独立危险因素。收缩压和舒张压的升高都与脑卒中的发病风险正相关，并呈线性关系。高血压患者的卒中风险分别为非高血压患者和临界高血压患者的3～4倍和1.5倍。在整个常见血压范围内，包括正常血压范围，血压越高，卒中风险越高。随着社会经济快速发展和人们生活方式的变化，高血压患病率呈明显增长趋势。据2002年全国调查资料显示，成人高血压患病率为18.8%，估计高血压患病总人数达1.6亿人，较1991年全国调查资料高血压患病率的13.5%上升了31%。其中高血压知晓率为30.2%，治疗率为24.7%，控制率为6.1%，与以往比较有所提高，但仍处于较差水平。《中国高血压防治指南》指出，在控制了其他危险因素后，收缩压每升高10mmHg，脑卒中发病的相对危险增加49%，舒张压每增加5mmHg，脑卒中发病的相对危险增加46%。我国为脑卒中高发国，东亚人群调查发现，日本和我国人群中，高血压对脑卒中发病作用比西方人群高约1.5倍。大量临床试验提供了令人信服的证据，控制血压不仅可以预防脑卒中，同时也有助于预防血压引起的其他靶器官损害，包括心力衰竭、冠心病和肾衰竭等。

一些研究已证实，降压治疗能降低脑卒中的发生率。老年收缩期高血压研究（SHEP）结果显示，老年收缩期高血压（SBP>160mmHg，DBP<90mmHg）经降压治疗后脑卒中发生率降低36%。医学研究会试验（MRC）的临床研究证实，65～74岁老年高血压治疗后，脑卒中发生率及死亡率均降低25%。瑞典老年高血压研究试验（STOP）的临床试验显示，70～84岁老年高血压病患者治疗后，脑卒中发生率减低47%。中国上海的老年人硝苯地平应用试验（STONE）临床试验也证实，对老年高血压降压治疗后，可使脑卒中的发生率降低43%。亚太地区、北美和西欧的一项队列研究显示收缩压每降低10mmHg，脑卒中的危险性降低1/3。而BPLTTC研究结

果证实，收缩压下降4mmHg，舒张压下降3mmHg，可使脑卒中的风险降低23%。

长期有效控制血压，能显著减少心脑血管并发症的发生。按照美国全国联合委员会（Joint National Committee，JNC7）的报告，建议进行定期血压测量和适当治疗，包括改变生活方式和药物治疗（Ⅰ类推荐，A级证据）。目前指南推荐一般人群的血压水平应低于140/90mmHg（Ⅰ类推荐，A级证据），对于合并糖尿病或肾病的高血压患者应低于130/80mmHg（Ⅰ类推荐，A级证据）。尚不确定更低的目标血压水平能否提供更多益处。

一项包括23项随机试验汇总分析显示，与未采用药物治疗相比，抗高血压药治疗能使卒中风险降低32%。其中一项汇总分析在基线血压>140/90mmHg的受试者中对使用不同类型降血压药作为一线治疗进行了评价，与安慰剂或不治疗相比，噻嗪类利尿药、β受体阻滞药、血管紧张素转换酶抑制药（angiotensin conversion enzyme inhibitor，ACEI）和钙通道阻滞药均能降低卒中风险。老年收缩期高血压经过利尿剂治疗后脑卒中发生率降低36%（SHEP研究），小剂量利尿剂与大剂量相比更能明显降低脑卒中的发病率（SHEP，，STOP，MRC研究）。以ACEI（雷米普利）为主的治疗对脑卒中的预防效果优于安慰剂（HOPE研究），ACEI为主的降压治疗使脑卒中的风险降低28%（BPLTTC荟萃分析）。氯沙坦为基础的治疗可使致死性和非致死性脑卒中的发生率较阿替洛尔进一步降低24.9%，并可降低高血压新发房颤的数目(LIFE 研究)。钙通道阻滞剂(calcium channel blocker, CCB)为主的降压治疗使脑卒中的风险降低 38%, 优于传统治疗(ACEIBPLTTC 荟萃结果), 也有研究表明 CCB 在卒中一级预防试验中较血管紧张素Ⅱ受体抑制剂(angiotensinⅡreceptor blocker, ARB)类有明显优势。目前, 尽管降低血压作为一种卒中预防手段的益处已毫无争议, 但目前尚无确切证据表明某一类抗高血压药能对卒中提供更特别的保护作用。

在脑卒中的一级预防中, 高血压的治疗目标主要是提高控制率, 以减少脑卒中等并发症的发生。患者收缩压与舒张压的达标同等重要, 且重点应放在收缩压的达标上。近年研究表明, 老年人单纯收缩期高血压(收缩压≥160mmHg, 舒张压<90mmHg)是脑卒中的重要危险因素。欧洲收缩期高血压(SystEur)试验将 4695 例单纯性收缩期高血压患者随机分组接受钙通道阻滞药和安慰剂治疗, 结果显示, 积极治疗组卒中风险降低 42%。老年人收缩期高血压项目(SHEP)试验发现, 以利尿药为基础的降压治疗能使卒中发生率降低 36%。

健康的生活方式也是预防高血压非常重要的手段, 是防治高血压必不可少的组成部分, 对血压值在正常高值的人群尤为重要。早期或轻度高血压患者应首先采取积极的生活方式治疗, 3 个月效果不佳者再加用抗高血压药物治疗。而且一旦开始药物治疗, 应按时随诊, 及时调整用药或剂量, 直至达到目标血压水平(血压水平定义和分类见附录 5)。

高血压一直是最重要、证据充分且可干预的卒中危险因素，而且治疗高血压是预防缺血性和出血性卒中最有效的方法之一。在各个年龄段患者中，治疗高血压在预防卒中方面的益处都是肯定的。血压降低通常比选择获得这一目标的具体药物更为重要。

推荐意见：

（1）各级医院应尽快建立成年人首诊测量血压制度；各地应积极创造条件，建立一定规模的示范社区，定期筛查人群中的高血压患者并给予恰当的治疗和随诊（Ⅰ类推荐）。30 岁以上者每年应至少测量血压 1 次，高血压患者更应经常测量血压，以调整服药剂量。

（2）早期或轻度高血压患者首先采用改变生活方式治疗，3 个月效果仍不佳者，应加用抗高血压药物治疗。中度以上高血压患者除应改进饮食习惯和不良生活方式外，应进行持续性、合理的药物治疗（Ⅰ类推荐，A 级证据）。

（3）降压目标：普通高血压患者应将血压降至 140/90mmHg 以下；伴有糖尿病或肾病患者最好降至 130/80mmHg 以下（Ⅰ类推荐，A 级证据）。老年人（>65 岁）收缩压可根据具体情况降至 150mmHg 以下，如能耐受，还可进一步降低（Ⅰ类推荐）。

（4）正常高值血压（120～139/80～89mmHg）如伴有充血性心力衰竭、心肌梗死、糖尿病或慢性肾衰者，应给予抗高血压药物治疗（Ⅰ类推荐，A 级证据）。

二、吸烟

所有对卒中危险因素的多因素分析都认为吸烟是重

要的危险因素，其可使卒中发生的风险加倍。目前全世界的吸烟人群超过10亿人，其中大部分在发展中国家，发展中国家几乎有1/3吸烟者死于心脑血管疾病。吸烟给人类健康带来严重威胁，让吸烟者增强戒烟意识，提高戒烟率，是预防卒中的一项重要举措。

在西方人群中，吸烟与卒中关系很明确，吸烟者发生卒中的相对危险度值为1.33～2.50。一个包括32项研究的荟萃分析显示，吸烟者发生缺血性卒中的相对危险度是非吸烟者的1.9倍，蛛网膜下腔出血为2.9倍。吸烟与脑出血关系的研究结论尚不一致。日本和中国的研究也发现，吸烟会明显增加卒中发病和死亡的危险。另一项对中国人群吸烟与卒中危险的研究也发现，吸烟是卒中的独立危险因素，两者存在剂量效应关系；多因素分析显示，男性吸烟发生卒中、死于卒中的相对危险度（relative risk，RR）RR值分别为1.28、1.13，女性吸烟发生卒中、死于卒中的RR值分别为1.25、1.19；和不吸烟者相比，每天吸烟1～9支、10～19支和≥20支者发生卒中的RR值分别为1.21、1.21和1.36。

近年来，被动吸烟的研究也很多，结论比较一致：被动吸烟可增高卒中风险。一项对5379名被动吸烟妇女进行的为期8.5年的追踪研究显示，被动吸烟者总的卒中发病率较非吸烟者显著增高，特别是被动吸烟者脑梗死发病率更高。中国上海的一项研究发现，丈夫吸烟数量越多、时间越长，女性发生卒中的风险就越高，调整了年龄后，与丈夫从未吸烟的女性相比，丈夫吸烟、丈夫已戒烟的女性发生卒中的RR值分别是1.47、1.03。

在被动吸烟者中，每年有1837例卒中发生，其中女性（67.9%）和年龄>65岁（69.7%）占大多数。减少二手烟接触可降低对心血管其他事件风险。

研究发现吸烟也会增强其他卒中危险因素的影响，包括收缩压、生机衰竭（异常疲惫、易激惹和沮丧感）和口服避孕药。

降低卒中发病风险，最有效的预防措施是不吸烟并且避免被动吸烟，而戒烟也同样可以降低卒中风险。Framingham研究显示戒烟2年后卒中风险明显下降，5年后接近不吸烟者水平。因此，完全停止吸烟是必要的。

卒中对健康的威胁以及由此产生疾病的负担严重影响了人类的生活质量。众多可干预的、不可干预的危险因素中，吸烟作为可干预的重要危险因素，对卒中发病的影响不容忽视，有效的戒烟、控烟措施尤为重要。

推荐意见：

（1）吸烟者应戒烟；不吸烟者也应避免被动吸烟（Ⅰ类推荐，B级证据）。

（2）动员全社会参与，在社区人群中采用综合性控烟措施对吸烟者进行干预，包括：心理辅导、尼古丁替代疗法、口服戒烟药物等，作为整体戒烟策略的一部分。对每一位患者都应该提供烟草的使用现状（Ⅰ级推荐，B级证据）。

（3）继续加强宣传教育，提高公众对主动与被动吸烟危险性的认识，促进各地政府部门尽快制定公共场所禁止吸烟法规；在办公室、会议室、飞机、火车等公共场所设立禁烟区和特定吸烟区，以减少被动吸烟的危害。

三、糖尿病

糖尿病是由遗传因素、免疫功能紊乱、微生物感染及其毒素、自由基毒素、精神因素等各种致病因子作用于机体导致胰岛功能减退、胰岛素抵抗等而引发的糖、蛋白质、脂肪、水和电解质等一系列代谢紊乱综合征。临床上以高血糖为主要特点，典型病例可出现多尿、多饮、多食、消瘦等表现，即“三多一少”症状，如血糖控制不佳可出现多系统并发症。

糖尿病是缺血性卒中的独立危险因素，其RR值由1.8倍到接近6倍不等。大辛辛那提-北肯塔基卒中研究显示，与无糖尿病的卒中患者相比，有糖尿病的缺血性卒中患者发病年龄更低，同时更有可能患有高血压、心肌梗死和高胆固醇血症。

然而，糖尿病患者的卒中风险是可以降低的。在Steno-2研究中，160例存在持续性微量蛋白尿的2型糖尿病患者分组接受常规治疗或强化治疗，后者包括纠正行为危险因素以及根据需要给予他汀类药物、ACEI、ARB或抗血小板药，平均治疗期为7.8年。与常规治疗组相比，强化治疗组心血管事件风险降低60%，卒中人数从30例降至6例。另有研究显示，空腹血糖水平升高受试者的卒中风险增高2.7倍，而空腹血糖<7mmol/L（126mg/dl）者卒中风险不会升高。英国前瞻性糖尿病研究（UKPDS）曾将3277例将患者随机分为常规治疗组（饮食控制）或强化治疗组（磺脲类药或胰岛素，或对

超重患者使用二甲双胍类药）进行血糖控制，随后一项开放性扩展研究对其治疗效果进行了评价。患者在5年内每年接受随访，但并不要求其维持之前分配的治疗方案。结果显示，心肌梗死和全因病死率均降低，但卒中发生率并不受治疗方案分配情况（磺脲类药-胰岛素或二甲双胍）的影响。

当然，一些试验降低了糖尿病控制对卒中预防的影响。在2项针对2型糖尿病的研究：糖尿病患者控制心血管风险行动（ACCORD）及糖尿病和血管性疾病行动：百普乐与格列齐特改良缓释片对照评价试验（ADVANCE）中，通过对比糖化血红蛋白值，糖尿病强化治疗致死性和非致死性卒中的风险并未降低。对于新发的1型糖尿病患者，强化治疗对总体CVD风险的积极影响与糖化血红蛋白降低有关。然而，该试验的卒中发病数太少，以致无法评价降低血糖的影响。

在合并糖尿病和高血压的患者中，更加严格的血压控制能降低卒中发病率。UKPDS研究显示，除比较强化血糖控制和标准治疗对2型糖尿病并发症的影响外，严格血压控制（平均血压达到144/82mmHg）能使卒中风险较宽松控制血压（平均血压达到154/87mmHg）降低44%。心脏转归预防评价（HOPE）研究在高危患者中对在现有治疗方案基础上加用ACEI的疗效进行了比较，发现由心肌梗死、卒中和心血管死亡组成的主要联合转归事件发生率降低25%，卒中发生率降低33%。氯沙坦干预高血压减少终点事件（LIFE）试验中，对伴糖尿病患者的研究发现，ARB治疗组较β-受体阻滞剂治疗组主要血管事件发生率降低 24%，卒中发生率非显著性降低 21%。ADVANCE 试验也在 11 140 例 2 型糖尿病患者中评价了培哚普利＋吲达帕胺联合治疗与安慰剂相比能否降低主要大血管和微血管事件的发生率。随访 4.3 年后发现，联合治疗组血压平均下降 5.6/5.2mmHg，主要血管事件风险降低 9%，但包括卒中在内的主要大血管事件发生率并未降低。

糖尿病患者可从调脂药物中获益。对 5963 例糖尿病患者在最佳治疗方案中加入他汀类药物后，其主要血管事件（不管是否患有冠心病或胆固醇水平如何）减少 22%，卒中风险降低 24%。阿托伐他汀糖尿病协作研究（CARDS）显示，对于至少存在 1 个其他危险因素（视网膜病变、蛋白尿、吸烟或高血压）、低密度脂蛋白胆固醇（LDL-C）<14.13mmol/L（60mg/dl）但无心血管病史的糖尿病患者，他汀类药物治疗能使卒中风险降低 48%。退伍军人管理局高密度脂蛋白干预试验（VA-HIT）表明，吉非贝齐治疗不会影响非糖尿病患者的卒中风险，但可使糖尿病患者的卒中发生率降低 40%。ACCORD 试验将 5518 例接受辛伐他汀开放治疗的 2 型糖尿病患者随机分组后接受非诺贝特或安慰剂双盲治疗。加用非诺贝特对主要转归事件（首次出现的非致死性心肌梗死、非致死性卒中或心血管死亡）无影响，对包括卒中在内的次要转归事件亦如此，该试验即表明他汀类药物基础上加用非诺贝特不会带来更多益处。

推荐意见：

（1）有脑血管病危险因素的人应定期检测血糖（I

类推荐)，必要时测定糖化血红蛋白(HbA1c)和糖化血浆白蛋白或做糖耐量试验。

(2) 糖尿病患者应改进生活方式，首先控制饮食，加强体育锻炼。2～3 个月血糖控制仍不满意者，应选用口服降糖药或使用胰岛素治疗。

(3) 糖尿病合并高血压患者应严格控制血压在 130/80mmHg 以下。降压药物选择 ACEI 或 ARB 在降低心脑血管事件方面可能效果更明显(Ⅰ类推荐，A 级证据)。

(4) 糖尿病患者在严格控制血糖、血压的基础上，联合他汀类调脂药可有效降低卒中的风险(Ⅰ类推荐，A 级证据)。糖尿病患者可以考虑使用贝特类药物降低卒中风险(Ⅱ类推荐，B 级证据)。不推荐他汀类药物与贝特类药物联合应用预防卒中(B 级证据)。

(5) 阿司匹林能否降低糖尿病患者的卒中风险，目前暂无令人满意的证据，但对合并有高危心血管病(cardiovascular disease，CVD)危险因素的患者，使用阿司匹林可能是合理的(Ⅱb 类推荐，B 级证据)。

四、血脂异常

血脂异常与缺血性卒中发生率之间存在明显的相关性。其中大多数流行病学研究显示，高胆固醇血症与缺血性卒中风险增高之间存在相关性。亚太组织合作研究项目通过对 352 033 名受试者的研究发现，总胆固醇每升高 1mmol/L，卒中发生率就会增加 25%；同时大多数研究显示，胆固醇水平降低会增高出血性卒中风险，

MRFIT 研究显示，总胆固醇<4.14mmol/L（160mg/dl）的男性死于颅内出血的风险较总胆固醇水平较高者增高 3 倍。而大多数流行病学研究表明，HDL-C 水平与卒中之间呈负相关，哥本哈根城市心脏病研究发现高密度脂蛋白胆固醇每升高 1mmol/L，缺血性卒中事件的发生可以减少 47%。

2008 年 5 月，欧洲缺血性卒中及短暂性脑缺血发作治疗指南指出，基于 26 项涉及 95 000 例患者的他汀类药物研究显示，他汀类药物治疗使该组人群卒中发生率由 3.4% 降至 2.7%。2007 年《中国成人血脂异常防治指南》提出了我国人群的血脂适宜水平。该指南建议按照有无冠心病及其等危症、有无高血压和心血管危险因素的多少，结合血脂水平来综合评估冠心病和缺血性卒中的发病危险，将人群进行危险性高低分类，此种危险分类有助于决定治疗措施及血脂的目标水平。

患者的生活方式改变是治疗血脂异常的首要步骤，必须贯穿治疗全过程。包括：减少饱和脂肪酸（<总热量的 7%）和胆固醇（<200mg/d）的摄入、选择能加强降低低密度脂蛋白胆固醇（LDL-C）效果的食物，如植物固醇（2g/d）和可溶性黏性纤维（10～25g/d）、戒烟、减轻体重、增加有规律的体力活动等。

药物选择应根据患者血脂水平以及血脂异常的分型决定。常用药物为他汀类药物，他汀类药物可使 LDL-C 水平降低 30%～50%，并取决于具体的处方和剂量。他汀类药物治疗能降低动脉粥样硬化患者或动脉粥样硬化高危人群的卒中风险。一个对 26 项试验共 9

万多例患者的汇总分析显示，他汀类药物治疗能使所有卒中风险降低约21%。这些研究的基线平均LDL-C从3.21mmol/L（124mg/dl）到4.86mmol/L（188mg/dl）不等，均值为3.85mmol/L（149mg/dl）。据估计，LDL-C水平每降低10%，所有卒中的风险会降低15.6%。另一项汇总分析对联合应用他汀类药物和其他预防治疗措施的随机试验进行了总结，共包括165 792名受试者，结果显示，LDL-C水平每下降1 mmol/L（38.7mg/dl），卒中风险降低21.1%。他汀类药物对缺血性卒中的益处很可能得益于其能减缓和逆转动脉粥样硬化的进程。一项有关他汀类药物治疗试验汇总分析显示，LDL-C降低程度与颈动脉内膜中膜厚度（intima-media thickness，IMT）的进展呈负相关。而且，更高强度他汀类药物治疗对颈动脉IMT的益处似乎更大。

除他汀类药物外，其他调脂治疗对缺血性卒中风险的影响尚不确定。治疗过程中严格监测药物不良反应，包括肝肾功能，必要时查血肌酶，及早发现肌纤维溶解症副作用。

推荐意见：

（1）胆固醇水平升高的缺血性卒中（TIA）患者，应该进行生活方式干预、饮食控制及药物治疗，建议使用他汀类药物（Ⅰ类推荐，B级证据）。

（2）长期使用他汀类药物可以降低缺血性卒中（TIA）的复发风险（Ⅰ类推荐，B级证据）。

（3）对于有动脉粥样硬化证据的缺血性卒中（TIA），如果LDL-C≥2.6mmol/L，无论是否存在其他并发动脉粥样硬化性心血管病的证据，建议使用他汀治疗以减少卒中复发风险，将 LDL-C 降至 2.6mmol/L 以下（Ⅰ类推荐，B 级证据）。为达到最佳疗效，合适的靶目标值为 LDL-C 下降≥50% 或 LDL-C<1.8mmol/L（Ⅱ类推荐，B 级证据）。

（4）对动脉粥样硬化源性缺血性卒中或 TIA，且 LDL-C<100mg/dl 的患者，无其他临床动脉粥样硬化性心血管病证据，高强度他汀治疗以降低卒中和新血管事件的危险（Ⅱ类推荐，C 级证据）。

（5）服用他汀类药物达到最大治疗剂量 LDL-C 仍无法达标的患者，或不能耐受和（或）服用他汀类药物有禁忌时，可以考虑联合或换用胆固醇吸收抑制剂或其他类降脂药物（Ⅱ类推荐，C 级证据）。

（6）他汀类药物用于卒中一级预防人群中不增加脑出血的风险（Ⅰ类推荐，A 级证据），针对卒中二级预防人群中有脑出血病史及脑出血高风险人群应权衡风险和获益合理使用（Ⅱ类推荐，B 级证据）。

（7）长期使用他汀类药物总体上是安全的。他汀类药物治疗期间，应结合患者的临床表现监测可能的不良反应；多种药物联合使用时，应注意药物配伍的安全性；如果监测指标持续异常并排除其他影响因素，或出现指标异常相应的临床表现，应及时减药或停药观察。（参考：转氨酶超过 3 倍正常上限，心肌酶超过 5 倍正常上限，停药观察）；老年人或合并严重脏器功能不全的患者，初始剂量不宜过大，并加强监测（Ⅱ类推荐，B 级证据）。

五、心房颤动

国外研究显示调整其他血管危险因素后，单独心房颤动可以使卒中的风险增加 3～4 倍，这是由于左心耳血液淤滞诱导血栓形成引起栓塞所致。不论是持续性房颤还是阵发性房颤，它们均是首发和再发卒中的危险因素，并且随着年龄增长，房颤的发病率逐渐增加，小于 65 岁人群中约有 1% 患有心房颤动，在大于 65 岁人群中则约有 5%。造成心房颤动的危险因素包括：年龄、高血压、糖尿病、心脏瓣膜疾病、心力衰竭、肥胖及新近受到关注的睡眠呼吸暂停综合征与大量饮酒（每天多于 36g 酒精）等。4 种常见的临床特征：既往卒中或短暂性脑缺血发作史、高龄、高血压（收缩压）升高以及糖尿病，均公认为是房颤患者发生卒中的独立危险因素。我国 14 个省市共 29 079 人的流行病学调查资料显示，心房颤动的人群发病率为 0.77%，男性略高于女性。心房颤动患者的卒中发生率达到 12.1%，以缺血性卒中为主，明显高于非心房颤动人群的 2.3%（$P<0.01$）。

心房颤动患者依据年龄及相关的血管疾病，卒中的绝对风险有 20 倍的波动。在权衡应用长期抗栓治疗进行卒中一级预防的利益和风险时，评价房颤患者的卒中风险是关键的第一步。2014 年 3 月美国心脏病学会 / 美国心脏协会（ACC/AHA）和欧洲心脏协会（ESC）联合公布了新版心房颤动治疗指南，强调心房颤动患者应采用卒中危险分层作为抗栓策略的依据，危险分层可有助于确定应给予患者口服抗凝剂或是阿司匹林治疗。是否进行抗凝治疗主要应考虑患者出血的危险性、患者意愿以及对凝血状况监测的条件。

依据各种临床表现和超声心动图特征的组合，目前已有超过 12 种用于进行房颤患者卒中风险分层的方案。2014 年美国心脏病学会（ACC）、美国心脏学会（AHA）、欧洲心脏病学会（ESC）提出采用 CHA_2DS_2-VASc 方案评估对房颤患者卒中风险进行分层。CHA_2DS_2-VASc 评分[心力衰竭 1 分，高血压 1 分，年龄≥75 岁 2 分，糖尿病 1 分，脑卒中及短暂性脑缺血发作（TIA）或血栓栓塞史 2 分，血管疾病 1 分，年龄 65～74 岁 1 分，女性 1 分]，较 $CHADS_2$ 包括了更多的危险因素，评分更为精细（跨度 0～9 分），并且突出优势在于识别低危患者更为准确。指南建议对非瓣膜病房颤患者进行 CHA_2DS_2-VASc 评分来评价脑卒中风险（Ⅰ类推荐，B 级证据）。评分≥2 分的患者需口服抗凝治疗（Ⅰ类推荐），0 分的患者不需要抗凝（Ⅱa 类推荐，B 级证据），但对于 1 分的患者，指南尚未能明确治疗策略（可考虑无抗栓治疗、口服抗凝或阿司匹林，Ⅱb 类推荐，B 级证据）。

临床随机试验肯定了抗凝治疗对于降低心房颤动患者卒中发生风险的价值。中国人群华法林与阿司匹林预防非瓣膜性心房颤动患者血栓栓塞的相关研究结果表明：华法林较之阿司匹林可以显著降低国人非瓣膜性房颤患者脑卒中等血管事件的发生率，但华法林组出血的发生率高于阿司匹林组，但多数出血发生在 INR>3.0 时。而房颤患者华法林抗凝目标 INR 值应在 2.0～3.0 之间，在此范围内调整剂量华法林是安全有效的，房颤患者华法林抗凝目标INR值应避免低于1.5或高于3.0。

但是华法林会受到多种因素包括饮食和药物的影响，需要密切监测INR并适时进行调整，这些因素都限制了华法林的应用。所以新的抗凝药例如直接凝血酶抑制剂和Ⅹa因子的抑制剂被作为可能替换华法林的药物。RE-LY研究入组超过18 000例房颤患者，随机给予达比加群150mg，每日2次，或者华法林治疗，结果显示达比加群可以使卒中或者系统性血栓事件稍减少，出血风险相似，试验过程中，除了心肌梗死发生率稍有增加外（华法林：0.53%，达比加群：0.74%），达比加群并无其他明显副作用。

2014年美国心脏病学会/美国心脏协会（ACC/AHA）和欧洲心脏协会（ESC）联合公布的新版心房颤动治疗指南指出，对于既往脑卒中或TIA史，或CHA_2DS_2-VASc≥2分的非瓣膜病房颤患者，建议使用口服抗凝药（Ⅰ级推荐），药物选择包括华法林（INR 2.0～3.0，B级证据）、达比加群酯（B级证据）、利伐沙班（B级证据）或阿哌沙班（B级证据）。对于不能维持治疗范围INR者，建议使用新型口服抗凝药（Ⅰ类推荐，C级证据）。指南明确规定了新型口服抗凝药不能用于机械瓣的患者（Ⅲ类推荐）。同时，阿司匹林的地位进一步下降。该指南明确提出了抗凝治疗个体化的原则：对房颤患者的抗栓治疗应当个体化，在讨论了卒中与出血的绝对与相对风险及患者的评价与倾向的基础上共同决策（Ⅰ类推荐，C级证据）。

阿司匹林也可用于房颤患者的卒中预防。研究证明与安慰剂相比，阿司匹林可使房颤患者卒中的相对风险下降21%，权衡有效性和安全性，其推荐剂量为75～100mg。EAFT研究证明，对于近期有TIA或者小卒中病史的患者来说，抗凝治疗优于使用阿司匹林抗血小板治疗。因此，阿司匹林只作为患者有明确维生素K拮抗剂治疗禁忌证时的替代治疗方法。

推荐意见：

（1）40岁以上的成年人应定期体检，早期发现心房颤动。确诊为心房颤动的患者，应积极找专科医师治疗。

（2）应根据心房颤动患者绝对危险因素分层、出血风险评估、患者意愿以及当地医院是否可以进行必要的抗凝监测，决定进行何种抗栓治疗（Ⅰ类推荐，A级证据）。

（3）无其他卒中危险因素的心房颤动患者，年龄小于60岁、没有其他心脏病或任何一种血栓栓塞危险因素（低危患者）的心房颤动患者，推荐采用阿司匹林（75～325mg/d）预防卒中（Ⅰ类推荐，A级证据）。

（4）除禁忌证外，有任何一种中度危险因素的心房颤动患者，可以选择阿司匹林（75～325mg/d）或华法林治疗（INR控制在2.0～3.0；Ⅰ类推荐，A级证据）。

（5）除禁忌证外，有任何一种高危因素或≥2种中危因素的心房颤动患者，应选择华法林抗凝治疗（INR控制在2.0～3.0；Ⅰ类推荐，A级证据）。

（6）置换金属瓣膜的心房颤动患者，选择华法林抗凝（INR控制在2.5～3.5；Ⅱ类推荐，B级证据）。

（7）有口服抗凝剂治疗禁忌证的心房颤动患者，

或就诊医院无条件进行 INR 监测，不应使用华法林抗凝。对中、低危卒中风险的心房颤动患者，推荐抗血小板治疗（阿司匹林 150～325mg/d；Ⅰ类推荐，A 级证据）。对卒中高风险的心房颤动患者，使用阿司匹林（75～100mg/d）联合氯吡格雷（75mg/d）治疗效果优于单用阿司匹林（Ⅱ类推荐，B 级证据），但可增加出血风险。

（8）对于心房颤动的老年患者，积极控制血压、联合抗栓预防可能有益（Ⅱa 类推荐，B 级证据）。

六、其他心脏疾病

除心房颤动外，其他类型心脏病也可能增加血栓性卒中的危险。美国一项前瞻性研究结果表明，无论血压水平如何，有心脏病者发生卒中的危险比无心脏病者高 2 倍以上。心源性栓塞约占所有缺血性卒中病因的 20%。超过 40% 的原因不明性卒中患者最终能确诊为心源性栓塞。与其他卒中类型相比，心源性栓塞症状较重，入院时表现为更加严重的神经功能缺损，出院时遗留的神经功能缺损较重，且 6 个月后仍然存在较重的神经功能缺损。

卒中相关的高危心脏疾病包括房性心律失常（心房颤动、心房扑动、病态窦房结综合征）、左心房血栓形成、原发性心脏肿瘤、赘生物和人工心脏瓣膜。其他可增高卒中风险的心脏疾病包括扩张型心肌病、冠状动脉疾病、心脏瓣膜病和心内膜炎。此外，心脏介入治疗、起搏器植入术以及冠状动脉旁路术过程中亦可能发生卒中，虽然这些操作导致的卒中风险增高与其本身性质有关，但卒中风险也与操作持续时间存在相关性。

卒中发生率与左心室射血分数成反比，射血分数<29% 的心肌梗死患者与射血分数>35% 的患者相比较，RR 为 1.86，射血分数每降低 5%，卒中的危险度增加 18%。急性冠状动脉综合征患者的卒中风险增高。如果同时存在心房颤动，则会进一步增高卒中风险。左心室附壁血栓会进一步增高这些患者的卒中风险。

推荐意见

（1）成年人应定期体检，早期发现心脏病（Ⅰ类推荐）。确诊为心脏病的患者，应积极找专科医师治疗；应根据患者总体情况及可能存在的其他危险因素制定具体预防方案。

（2）伴有左心室附壁血栓或室壁运动障碍的心肌梗死后 ST 段升高患者，可以考虑应用华法林预防卒中（Ⅱ类推荐，A 级证据）。

七、无症状颈动脉狭窄

颈内动脉颅外段或颈动脉球部粥样硬化性狭窄病变可增高卒中风险。伴有“明显血流动力学异常”的颈动脉狭窄可导致血压下降和（或）血流量减少，在 NASCET 试验中采用 DSA 测得此时的颈动脉直径缩小 60%。尽管 DSA 已是评价颈动脉狭窄程度的“金标准”，但由于其可能增加卒中风险（约 1%），双功能超声是最经济和最安全的无创性颅外段颈动脉粥样硬化狭窄的筛查方法。

无症状颈动脉狭窄患者的颈动脉内膜切除术

(carotid endarterectomy，CEA)试验已经得出了一致结论，尽管手术降低了狭窄同侧卒中和总体卒中的发生率，但是绝对获益较小(每年大约1%)，当围术期并发症(所有卒中和死亡)发生率超过2.7%～3.1%时，手术获益就被并发症完全抵消。因此，药物治疗对于大多数无症状性颈动脉狭窄患者是最适当的方法。研究表明，药物治疗能使无症状颈动脉狭窄患者卒中每年发生率降至≤1%。仅卒中高危患者(男性、狭窄>70%、预期寿命>5年)在围术期并发症(所有卒中和死亡)发生率<3%的医院方可考虑实行颈动脉内膜切除术。

血管内支架成形术(carotid artery stenting，CAS)对于CEA手术高危患者的保护研究SAPPHIRE显示，在CEA手术有高风险的患者中行CAS治疗，患者术后30天内死亡、卒中和心肌梗死的总发生率比CEA组略低，术后1年的主要终点事件发生率在CAS和CEA两组分别为12.2%和20.1%，3年转归随访发现，CAS组病死率(20%)高于卒中发生率(10.1%)，表明在手术高危患者队列中进行CAS治疗的长期价值有待确认。非劣性检验结果证实，CAS在治疗CEA手术高危患者时效果不劣于CEA。

尽管颈动脉狭窄是卒中的一个危险因素，但在整个人群中尚不能依赖一种筛查手段识别出某个可能获益的亚组，而且也还没有研究表明人群的普遍筛查能降低整个人群的卒中风险。对于具体选择哪种治疗方式，则必须根据患者和家属意愿、有无其他并发症、患者身体状况以及手术风险和获益等进行全面评估后决定。

推荐意见：

（1）无症状颈动脉狭窄患者应积极筛查其他可治疗的卒中危险因素，并应对已确定的危险因素进行生活方式改变和药物治疗（Ⅰ类推荐，C级证据）。

（2）除有禁忌证外，无症状的颈动脉狭窄患者推荐使用阿司匹林治疗（Ⅰ类推荐，C级证据）。

（3）卒中高危患者（狭窄>70%、预期寿命>5年），在有条件的医院（围术期卒中和死亡发生率<3%的医院）可以考虑行颈动脉内膜切除术（CEA）（Ⅱ类推荐，A级证据）。

（4）由于本文所引用的所有颈动脉内膜切除术（CEA）试验，均采用阿司匹林作为抗血小板聚集药物，故本文建议阿司匹林与CEA合并使用，除非阿司匹林为禁忌服用的药物（Ⅰ类推荐，C级证据）。

（5）对于行颈动脉内膜切除术（CEA）风险较高的患者，可以考虑做CAS（Ⅱ类推荐，B级证据），但CAS替代CEA治疗的可用性目前尚不明确（C级证据）。

（6）血管重建的疗效是否优于当前的单一药物治疗，尚不确定（Ⅱ类推荐，B级证据）。

（7）选择CEA或CAS治疗前，必须根据患者和家属的意愿、有无其他并发症、患者的身体状况以及手术风险和获益等进行全面评估（Ⅰ类推荐，C级证据）。

（8）不建议对人群进行无症状性颈动脉狭窄的筛查（Ⅲ类推荐，B级证据）。

八、镰状细胞病

镰状细胞病（SCD）是一种常染色体隐性遗传病，其异常基因的产物为结构发生改变的血红蛋白β链，临床表现常为溶血性贫血、累及肢体和骨骼的痛性发作（“血管闭塞危象”）、细菌感染以及包括卒中在内的器官梗死，其他较少见的损害包括与MRI证实的卒中和无症状脑白质高信号相关的认知障碍。

大多数SCD相关性卒中发生在纯合子SCD患者，因此在这些患者中进行卒中预防最为重要。经颅多普勒超声（transcranial Doppler，TCD）可识别出卒中风险最高的患儿，从而有利于做出卒中一级预防的合理决策。此外，评价大脑前动脉血流速度、测定实验室（如G6PD、血红蛋白、不伴有α-地中海贫血和LDH）或遗传学指标以及检测氧饱和度，都可能提高风险预测的准确性。SCD患者童年期卒中风险为每年1%，但经TCD证实脑血流速度增快的患者（时间平均法平均血流速度>200cm/s）卒中发生率高于每年10%。STOP研究分析表明，校正大脑中动脉/颈内动脉血流速度后，大脑前动脉血流速度>170cm/s会增高卒中风险。

随机试验表明，定期输注红细胞是唯一可防止SCD患者发生卒中的预防手段。根据STOPⅡ，那些按照TCD标准在输血治疗后卒中风险降低的患者，如停止输血治疗，仍有约50%的可能性重新转为高危状态或发生卒中。因此，即使TCD检测正常仍需积极治疗，而且反复输血有铁中毒风险，还需要建立比输血更安全的替代性维持疗法。

此外，相当多的Ⅱ期研究证据提示，羟基脲对卒中一级预防可能有益，但还需在Ⅲ期试验中与输血疗法比较。

推荐意见：

（1）推荐从2岁时开始对SCD患儿进行TCD筛查（Ⅰ类推荐，B级证据）。

（2）尽管最佳的筛查频率尚未确定，但对幼儿和TCD血流速度处于临界异常水平的患者进行更频繁的筛查，从而检测到需要干预的TCD高危指征是合理的（Ⅱa类推荐，B级证据）。

（3）对于卒中风险高的患儿，输血治疗（目标是将血红蛋白S从基线时的>90%降至30%以下）能有效降低卒中风险（Ⅰ类推荐，B级证据）。

（4）在得到更多研究结果之前，即使TCD血流速度恢复正常的患者，很可能仍然需要继续进行输血治疗，但需等待进一步的研究结果（Ⅱa类推荐，B级证据）。

（5）对于卒中高危不能或不愿接受定期红细胞输注治疗的卒中高危患者，考虑羟基脲或骨髓移植治疗可能是合理的（Ⅱa类推荐，C级证据）。

（6）选择使用输血治疗进行卒中一级预防的SCD患儿，其MRI和MRA标准尚未确定，目前尚不推荐将这些检测手段代替TCD用于这一目的（Ⅲ类推荐，B级证据）。

（7）对于SCD成年患者，应根据本声明中的总体指南对已知的卒中危险因素进行评价和处理（Ⅰ类推荐，A级证据）。

九、绝经后的激素治疗

标准配方内含有CEE（共轭马雌激素）及MPA（醋

酸甲羟孕酮）的各种激素替代疗法均会增高卒中风险。妇女健康临床研究（WHI）观察了女性绝经后雌激素治疗在心脑血管疾病一级预防中所起的作用，该研究由于血管性事件发生率的升高（10 000 人中每年增加 8 例卒中）而被迫终止。

雷洛昔芬或他莫昔芬（选择性雌激素受体调节剂，SERM）没有卒中保护作用，而且雷洛昔芬还可能增高致死性卒中的风险。

替勃龙（具有雌激素、孕激素和雄激素活性的代谢产物）也会增高卒中风险。

目前还有其他雌激素治疗的前瞻性随机试验正在进行之中，但其主要转归指标是亚临床动脉粥样硬化的阶段性测量而非卒中。因此，在其他适应证下应用雌激素治疗时，应全面告知患者血管事件的风险。

推荐意见：

不推荐使用绝经后雌激素治疗或选择性雌激素受体调节剂治疗用于卒中的一级预防（Ⅲ类推荐，A 级证据）。

十、口服避孕药

口服避孕药是否会增高脑卒中（尤其是缺血性脑卒中）仍存争议；但在对含低剂量雌激素的新型口服避孕药所进行的绝大多数研究，并未发现有增加卒中危险性的作用。

然而，少数研究报道仍认为在部分特殊群体，如 35 岁以上、吸烟、高血压、糖尿病、肥胖、高胆固醇血症、偏头痛、既往有血栓病史或促血栓形成基因突变（V 因子 Leiden 突变、甲基四氢叶酸还原酶、MTHFR 基因）的女性，口服避孕药可能会使卒中发生的危险性升高。

推荐意见：

（1）不推荐年龄大于 35 岁、有吸烟、高血压、糖尿病、偏头痛、既往血栓病史等危险因素的女性使用口服避孕药（（Ⅲ类推荐，C 级证据）。

（2）对于口服避孕药，并由此而导致卒中危险增加者，应更加积极治疗已有的卒中危险因素（Ⅱ类推荐，C 级证据）。

十一、膳食和营养

各种各样的证据都表明，膳食的多个方面都与高血压的发病机制有关，而高血压是缺血性卒中的一个重要可干预危险因素。膳食的多个方面都能导致血压上升，特别是摄入过量食盐、低钾摄入、超重、大量饮酒和膳食结构不合理。

水果和蔬菜摄入量与随后的卒中之间存在密切的负相关联系。增加每天摄入的水果和蔬菜量可降低卒中风险。

在一些研究中发现，高水平钠摄入量与卒中风险增高有关，而高水平钾摄入量可降低卒中风险。钠和钾对卒中风险的影响可能是通过直接影响血压以及与血压无关的其他机制介导的。但在临床试验，特别是剂量效应研究中，钠摄入量与血压之间的联系是直接的和进行性的，但没有一个明确的阈值。而高血压患者以及中年和老年人对减少钠摄入量引起的降血压效应特别敏感。其他试验证实，增加钾摄入量能降低血压和减弱钠的升血压效应。

其他饮食因素也可能会影响卒中风险，如低动物蛋白、饱和脂肪和胆固醇摄入可能与卒中风险降低有关，但目前证据尚不足以做出具体推荐。

推荐意见：

（1）每日饮食种类应多样化，使能量和营养摄入趋于合理；采用包括水果、蔬菜和低脂奶制品以及总脂肪和饱和脂肪含量较低的均衡食谱（Ⅰ类推荐，A级证据）。

（2）建议降低钠摄入量和增加钾摄入量，有益于降低血压，从而降低卒中的危险性。推荐食盐摄入量≤6g/d，钾摄入量≥4.7g/d（Ⅰ类推荐，A级证据）。

（3）每日总脂肪摄入量应小于总热量的30%，饱和脂肪<10%；每日摄入新鲜蔬菜400～500g、水果100g、肉类50～100g、鱼虾类50g；蛋类每周3～4个；奶类每日250g；食油每日20～25g；少吃糖类和甜食。

十二、缺乏体力活动

缺乏体力活动与多种健康不良影响有关，包括总病死率、心血管病死率、心血管发病率和卒中风险增高。2008年美国体力活动指南对这方面进行了全面回顾，并得出结论：经常进行体力活动的男性和女性发生卒中或死亡的风险较平时不运动者降低25%～30%。另外2项汇总分析得出了相同的结论。各种类型的活动均有益，包括休闲时间活动、职业活动以及步行。总体而言，体力活动与卒中之间的联系不受性别或年龄的影响，但研究资料相当匮乏。

体力活动的次数和强度与卒中风险之间的剂量效应关系以及与性别产生相互作用的可能性尚不清楚。其保护效应可能部分是通过其降低血压和控制其他脑血管病危险因素等作用介导，如糖尿病和体重超重。其他生物学机制也受体力活动影响，包括血浆纤维蛋白原水平和血小板活性降低以及血浆 tPA 活性和 HDL 的浓度升高。

大量证据一致表明，日常适当体力活动可预防卒中。相关指南也指出，做运动总是要比不做运动好，成年人参加任何次数的体力活动都能获得某些健康益处。而久坐的生活方式与包括卒中等多种可能的不良状态或疾病有关。但尚未有定期运动能降低首次卒中风险的相关临床试验证实。

推荐意见：

（1）应采用适合自己的体力活动来降低卒中的危险性（Ⅰ类推荐，B 级证据）。中老年人和高血压患者进行体力活动之前，应考虑进行心脏应激检查，全方位考虑患者的运动限度，个体化制订运动方案。

（2）成年人（部分高龄和身体因病不适合运动者除外）每周至少 5 天，每天 30～45 分钟的体力活动（如快走、慢跑、骑自行车或其他有氧代谢运动等；Ⅰ类推荐，B 级证据）。

十三、肥胖和体脂分布

身体质量状况通常根据体质指数（body mass index，

BMI）进行分类，BMI 为体重（kg）除以身高（m）的平方。腹部肥胖通常用腰臀比或腰围来测量。国内外研究显示男性腹部肥胖和女性体质指数增高是卒中的独立危险因素。在检测 BMI 与腹部脂肪堆积影响的研究中，腹部脂肪堆积往往是更强的卒中风险预测指标。

大量前瞻性研究对体质量（或肥胖）与卒中之间的关系进行了探讨。有研究证据显示肥胖人群易患心脑血管病，这与肥胖可导致高血压、高血脂、高血糖是分不开的。国内对 10 个人群的前瞻性研究表明，肥胖者缺血性卒中发病的相对危险度为 2.0。校正其他心血管危险因素（血压、血脂、糖尿病或胰岛素抵抗）后，多变量分析仍然显示，BMI 与卒中存在直接联系，但这种联系的强度通常会减弱，说明对卒中风险的影响部分是通过肥胖对其他卒中危险因素的影响产生的。

迄今为止，尚无临床研究检验体重减轻是否可以降低卒中的危险性。然而大量的临床研究均显示，无论是否高血压患者，体重减轻都可以引起血压水平的下调。25 个研究荟萃分析显示平均体重减轻 5.1kg，收缩压和舒张压分别平均下降 4.4 和 3.6mmHg。

推荐意见：

（1）肥胖和超重者应减轻体重，作为降低血压的一种方法（Ⅰ类推荐，A 级证据）。

（2）肥胖和超重者可通过健康的生活方式、良好的饮食习惯、增加体力活动等措施减轻体重，作为降低卒中风险的一种方法（Ⅱa 类推荐，B 级证据）。

第四节　尚未充分证实或潜在的可干预危险因素

一、偏头痛

在年轻女性中，偏头痛、尤其是有先兆型偏头痛，与卒中的关系最为一致。一项包含 14 项研究汇总分析报道，其两者合并的 RR 为 2.16。服用 OC 者、年龄<45 岁的女性以及有先兆型偏头痛患者的卒中风险最高。

年轻女性卒中预防研究（SPYW）在 15～40 岁女性中进行的病例对照研究显示，视觉先兆型偏头痛女性缺血性卒中风险增高 50%，头痛每年发作频率>12 次和终身持续时间<1 年与缺血性卒中风险有关，但与头痛严重程度无关。

在中年女性中，女性健康研究（WHS）对入组时无心血管病、年龄≥45 岁女性进行了一级预防试验，结果显示，偏头痛与任何类型卒中总体上无相关性。然而，有先兆型偏头痛女性的卒中风险增高，尤其是缺血性卒中。年龄>55 岁的有先兆型偏头痛女性发生缺血性卒中的风险是无偏头痛女性的 2 倍以上。在 WHS 中，基线时有先兆型偏头痛女性的患病率约为 5.2%，根据有先兆型偏头痛患者发生缺血性卒中的 OR 为 1.7 推测，45 岁以上女性发生缺血性卒中的 PAR 为 3.5%。

虽然偏头痛与卒中的相关性不断被证实，但其机制却未明确。与非偏头痛患者相比，无其他危险因素的偏头痛患者 MRI 上更可能存在白质高信号，但尚不确定这与增高卒中风险相关。荷兰一项研究表明与非偏头痛患者相比，无先兆型偏头痛患者终身发生静脉血栓栓塞的风险增高，有先兆型偏头痛患者的风险则更高，但这项研究没有发现偏头痛与动脉粥样硬化具有相关性。在年轻成年人中，偏头痛与卒中风险相关的另一机制是PFO（卵圆孔未闭）引起的反常性栓塞。PFO在青年原因不明性卒中患者和偏头痛患者，尤其在有先兆型偏头痛患者中更为多见。流经PFO的微栓子可导致脑缺血，进而触发偏头痛。偏头痛患者存在血小板活化增强和血小板-白细胞聚集体增多。这可能会增高栓子形成的风险，在细胞水平提供了偏头痛与卒中风险之间的联系。如果存在PFO时静脉血栓栓塞风险增高，就支持偏头痛与反常性栓塞之间存在联系。但一项随机双盲假手术对照试验-STARFlex技术偏头痛干预（MIST）研究显示，PFO封堵对终止偏头痛（主要转归指标；3/74对3/73，P=0.51）和任何次要转归指标均没有益处，有关这项研究的结果尚存在很多争论。

推荐意见：

由于偏头痛发作频率增高与卒中风险有关，因此进行降低偏头痛发作频率的治疗可能是合理的，虽然没有资料表明这种治疗手段会降低首次卒中风险（Ⅱb类推荐，C级证据）。

二、代谢综合征

NCEP成人治疗专家组-Ⅲ（ATP-Ⅲ）把代谢综合征定义为：存在以下≥3种情况：①腹型肥胖，男性腰围>

102cm，女性腰围>88cm；②甘油三酯≥1.69mmol/L（150mg/dl）；③男性 HDL-C<1.03mmol/L（40mg/dl），女性 HDL-C<1.29mmol/L（50mg/dl）；④血压≥130/85mmHg；⑤空腹血糖≥6.11mmol/L（110mg/dl）。

国际糖尿病基金会（IDF）将代谢综合征的定义修订为必须包含男性腰围>88cm 或女性腰围>80cm，外加另外 2 项 NCEP-ATPⅢ标准。由于在全世界范围内腰围与 CVD 和糖尿病风险的关系不尽相同，NCEP-ATPⅢ和 IDF 定义均对腰围的人种（种族、地理）修正进行了规定。

肥胖是代谢综合征的一个重要组成部分，并与主要健康危险因素（如糖尿病、高血压和血脂异常）、不良健康状态和预期寿命缩短存在相关性。代谢综合征的腹型肥胖特征与胰岛素抵抗、炎症、糖尿病以及其他代谢和心血管功能紊乱相关。内脏脂细胞通过促进广泛的脂解作用和脂肪酸的释放而导致胰岛素抵抗。高胰岛素血症（胰岛素抵抗）是代谢综合征的一个重要标志。除了脂细胞引起的脂联素生成和释放减少外，瘦素、纤溶酶原激活物抑制物 -1、TNF-α 和其他促炎细胞因子也都参与了病理生理学过程。代谢综合征与卒中患病风险增高相关。在美国全国健康和营养检查调查（National Health and Nutrition Examination Survey）的 10 357 名受试者中，自我报告卒中史受试者的代谢综合征患病率显著高于无 CVD 史者。在所有人种和性别中，代谢综合征均与卒中史存在独立相关性。在有非出血性卒中史患者中，代谢综合征的患病率更高。在前瞻性研究中，缺血性卒中与代谢综合征相关校正后 RR 在 2.10～2.47 之间，HR 则高达 5.15。这种预测效能不受所采用的代谢综合征定义的影响，而且在不同的性别、年龄或人种组中无显著差异。

TNT 研究纳入 10 001 例有冠心病临床证据的患者，与小剂量他汀类药物相比，使用大剂量高效能他汀类药物治疗使 LDL-C 显著降至低于 2.59mmol/L（100mg/dl）的水平，能使卒中和脑血管事件风险额外降低 20%～25%。在这些受试者中，5584 例代谢综合征患者被随机分组接受大剂量或小剂量他汀类药物治疗。与预期一致，大剂量组 LDL-C 降低更显著，3 个月时分别为 1.89mmol/L（73mg/dl）和 2.56mmol/L（99mg/dl）。无论如何治疗分组，代谢综合征患者主要心血管事件发生率都显著高于无代谢综合征患者。在 4.9 年（中位数）的随访期，小剂量他汀类药物治疗组主要心血管事件发生率为 13%，而大剂量组为 9.5%，而且脑血管事件减少 26%。

推荐意见：

（1）代谢综合征患者应从改变生活方式（运动、适当减肥、合理饮食）和药物治疗两个方面给予积极主动干预（Ⅰ类推荐）。

（2）药物治疗应根据患者的具体情况，针对不同的危险因素，实施个体化治疗（包括降低血压、调节血脂、控制血糖以及抗血小板治疗等）。

（3）改善胰岛素抵抗综合征的药物治疗是否可降低卒中风险，结果尚不明确（Ⅱb 类推荐，C 级证据）。

三、饮酒过量

酗酒能导致包括卒中在内的多种并发症。充分的证据表明，大量饮酒是所有卒中亚型的一个危险因素。大多数研究提示，饮酒量与总体卒中和缺血性卒中风险之间存在一种 J 型关系，即少量或中等量饮酒有保护作用，而大量饮酒会增高卒中风险。相比之下，饮酒量与出血性卒中风险之间存在线性关系。少量或中等量饮酒与 HDL-C 水平增高、血小板聚集减少、纤维蛋白原浓度降低以及胰岛素敏感性和葡萄糖代谢增高有关。大量饮酒可导致高血压、高凝状态、脑血流量降低以及心房颤动风险增高。

最近对来自医疗卫生专业人员随访研究的 43 685 名男性和护士健康研究（Nurses' health study）的 71 243 名女性进行的一项前瞻性队列研究表明，饮酒量与卒中风险呈 J 形关系。少量饮酒的女性卒中风险降低，但饮酒量≥30g/d 的女性卒中风险增高 40%。在男性中也类似，但缺乏统计学意义。在中国男性人群中进行的一项大规模前瞻性研究支持大量饮酒与卒中风险之间的相关性。在中国男性人群中，少量饮酒不增加缺血性脑卒中发生的危险性，大量饮酒会使缺血性脑卒中发生的危险性明显增加。

对 35 项观察性研究进行的一项汇总分析中，饮酒 60g/d 的卒中风险增高 64%，其中缺血性卒中风险增高 69%，出血性卒中风险倍增。饮酒量<12g/d 与总体卒中风险和缺血性卒中风险降低有关，饮酒量 12～24g/d 与缺血性卒中风险降低有关。

推荐意见：

（1）不饮酒者不提倡用少量饮酒的方法预防心脑血管疾病。

（2）饮酒应适度，不要酗酒；男性每日饮酒的酒精含量不应超过25g，女性减半（Ⅱ类推荐，B级证据）。

四、药物滥用

药物成瘾是与社会和健康问题有关的一种慢性复发性疾病，包括可卡因、苯丙胺和海洛因在内的药物滥用与卒中风险增高有关。这些药品能导致急性和严重的血压升高、脑血管痉挛、血管炎、血栓栓塞（通过感染性心内膜炎引起）、止血功能和血液学异常（造成血液黏度和血小板聚集性增高）和ICH。

有关卒中相关性药物滥用的资料主要局限于针对城市人群进行的流行病学研究，缺血性和出血性卒中风险均增高。在对住院患者进行的一项横断面研究中，苯丙胺滥用与出血性卒中有关，但与缺血性卒中无关；可卡因滥用与出血性卒中和缺血性卒中均相关。只有苯丙胺滥用与出血性卒中后死亡风险增高相关。

药物治疗、心理咨询和社区计划等长期治疗策略对于药物依赖的控制非常重要。尚没有足够证据来评价在初级保健机构中进行药物滥用筛查试验的临床有效性，包括血清或尿液毒理学测试，或使用标准问卷来筛选药物滥用或误用。

推荐意见：

为药物滥用患者提供适当的治疗计划是合理的（Ⅱa

类推荐，C 级证据）。

五、睡眠呼吸障碍（SDB）

流行病学研究表明，习惯性打鼾是缺血性卒中的一个危险因素，独立于其他混杂因素，如高血压、缺血性心脏病、肥胖和年龄。

校正其他危险因素（包括夜间缺氧和阻塞性睡眠呼吸暂停的严重程度）后，响亮鼾声与颈动脉粥样硬化风险增高的相关性显著高于股动脉粥样硬化。与这些观察结果相一致，一项包括 1651 名男性受试者的 10 年观察性研究显示，严重阻塞性睡眠呼吸暂停 - 低通气患者［根据睡眠中呼吸暂停低通气指数（apnea-hypopnea index，AHI）30 次 / 小时］的致死性和非致死性心血管事件［MI、需行冠状动脉旁路术和（或）经皮腔内血管成形术的急性冠状动脉供血不足以及卒中］风险较健康受试者显著增高。接受持续性正压通气（CPAP）治疗的阻塞性睡眠呼吸暂停患者致死性或非致死性心血管事件与健康受试者无显著差异。接受或不接受 CPAP 治疗的患者转归无差异。

在另一项包括 1022 例患者的观察性研究中，68% 的患者存在阻塞性睡眠呼吸暂停综合征（OSAS）。OSAS 患者基线平均 AHI 为 35 次 / 小时，而对照组为 2 次 / 小时。在未校正分析中，OSAS 与卒中或全因死亡显著相关。校正年龄、性别、种族、吸烟、饮酒、BMI 以及有无糖尿病、高脂血症、AF 和高血压后，OSAS 与卒中或死亡仍然独立相关。在趋势分析中，基线时睡眠呼吸暂停的严重程度增高与联合终点事件风险增高相关（P=0.005）。

对 394 例入组时无心脑血管事件的非住院受试者（年龄 70～100 岁，平均 77.28 岁，57.1% 为男性）进行的 6 年纵向前瞻性研究显示，严重阻塞性睡眠呼吸暂停-低通气（定义为 AHI≥30 次 / 小时）会增高缺血性卒中风险，独立于其他已知的混杂因素。

对 392 例正在接受冠心病介入治疗评价的冠状动脉疾病患者进行的一项前瞻性研究表明，睡眠呼吸暂停（采用整夜睡眠呼吸暂停记录评价）与卒中风险相关。随访 10 年后，AHI≥5 次 / 小时的患者（54%）卒中风险增高，独立于年龄、BMI、左心室功能、糖尿病、性别、干预措施、高血压、AF、既往卒中或 TIA 史以及吸烟等因素。AHI 为 5～15 次 / 小时和 AHI≥15 次 / 小时的患者卒中风险分别是无睡眠呼吸暂停者的 2.44 倍和 3.56 倍，独立于其他混杂因素。

SDB 可通过导致或加重高血压和心脏病而增高卒中风险，可能的机制还包括脑血流量降低、脑血管自动调节功能改变、内皮功能损伤、动脉粥样硬化加速、高凝状态、炎症以及 PFO 反常性栓塞。基于社区的睡眠心脏健康研究（Sleep Heart Health Study）显示，SDB 与高血压之间存在一种剂量效应关系：每小时睡眠呼吸暂停事件每增加 1 次，高血压风险增高 1%；夜间氧饱和度每下降 10%，高血压风险增高 13%。SDB 与药物抵抗性高血压的联系尤为密切。在晚期 SDB 患者中，当血氧饱和度下降至<65% 时会出现心律失常、房室传导阻滞和心房

颤动。对35例存在严重室性心律失常但左心室功能正常患者进行的一项研究表明，60%患者存在SDB，每小时AHI≥5次[每小时(22.7±17.9)次]。左心室功能正常且相对年轻的阵发性和持续性AF患者SDB患病率增高。另一项研究显示，与年龄相匹配的社区居民（AF组SDB患病率为81.6%，对照组为60%，*P*=0.03）或一般心脏病患者（49% vs. 32%，*P*=0.0004）相比，SDB在慢性持续性和永久性AF患者中更为多见。

SDB治疗必须个体化，包括CPAP通气、双相气道正压通气和由CPAP装置自动控制气道压力。多种手术干预和人工口腔装置可供使用。成功的SDB治疗能降低血压。少数资料支持使用CPAP治疗作为预防或控制心律失常的一种辅助措施的有效性。在一项研究中，使用CPAP治疗SDB能导致心血管风险降低，独立于年龄和先前存在的心血管并发症。终点指标是非致死性（MI、卒中和需行血运重建术的急性冠状动脉综合征）和致死性心血管事件（死于MI或卒中）。在未经治疗的患者中，10年无事件生存率估计为51.8%，而能坚持接受CPAP治疗的患者为83.1%（109-rank检验，*P*<0.001）。因此得出结论，在心血管事件的一级和二级预防中，应考虑SDB治疗，即使对于轻度SDB患者。尚缺乏证明治疗SDB能明确降低卒中风险的前瞻性研究。

推荐意见：

（1）成年人（尤其是腹型肥胖、心脏病和高血压人群）应注意有无睡眠呼吸紊乱症状。如有症状，应进一步请有关专科医师对其进行远期评估（Ⅰ类推荐，A级证据）。

（2）治疗睡眠呼吸暂停以减少卒中风险可能是合理的，但其有效性不详（Ⅱb类推荐，C级证据）。

六、高同型半胱氨酸血症

同型半胱氨酸（Hcy）是必需氨基酸蛋氨酸代谢产生的一种氨基酸。研究表明，血清同型半胱氨酸水平增高可使包括卒中在内的动脉粥样硬化性血管疾病风险增高2～3倍。因此，同型半胱氨酸被认为是缺血性脑卒中的危险因素之一，第11届欧洲卒中会议重点强调Hcy是缺血性脑卒中的危险因素。

血浆同型半胱氨酸水平增高通常是其代谢途径中酶活性降低的结果，也可由维生素B_6以及叶酸和维生素B_{12}营养缺乏所致，慢性肾衰竭患者肾脏对同型半胱氨酸的清除减少也可能会导致高同型半胱氨酸血症。同时，遗传、营养状态、年龄、性别、吸烟和疾病状态与药物影响均可影响Hcy代谢。

对于降低同型半胱氨酸方法的研究显示复合维生素——维生素B_6、维生素B_{12}和叶酸能降低同型半胱氨酸水平，但使用复合维生素对于心血管病死亡、心肌梗死及卒中等复合终点事件的发生未见显著影响。一些研究表明，降低空腹Hcy水平主要依靠叶酸，维生素B_{12}有轻度作用，而维生素B_6无作用；降低蛋氨酸负荷后血浆Hcy水平可以采用维生素B_6与叶酸合用。Boers等向公众建议的剂量是前者用叶酸0.65mg/d+维生素B_{12} 0.4mg/d，后者用维生素B_6 100mg/d+叶酸5mg/d，用后3

个月内 Hcy 水平下降 40%～50%，但目前尚无统一的 B 族维生素治疗方案，且对于治疗降低 Hcy 水平后能否降低心脑血管疾病发病的危险性尚缺乏大规模的临床试验。

同时，也有研究认为 Hcy 升高并不是脑卒中的危险因素，而是脑卒中后的一种反应。未来，更好地理解同型半胱氨酸引起动脉粥样硬化的机制，可能有助于找到更有针对性和更有效的治疗方法，以降低高同型半胱氨酸水平血症患者的卒中风险。

推荐意见：

（1）普通人群（非妊娠、非哺乳期）应通过食用蔬菜、水果、豆类、肉类、鱼类和加工过的强化谷类满足每日推荐摄入量叶酸（400μg/d）、维生素 B_6（1.7mg/d）、维生素 B_{12}（2.4μ/d），可能有助于降低卒中的发病风险（Ⅱ类推荐，C 级证据）。

（2）已诊断为高同型半胱氨酸血症的患者，可以给予叶酸和维生素 B 族预防缺血性卒中，但其有效性尚未得到充分证实（Ⅱ类推荐，B 级证据）。

七、脂蛋白(a)增高

Lp（a）是一种载脂蛋白 B100 与载脂蛋白（a）以共价键连接形成的低密度脂蛋白颗粒，其结构和化学特征与 LDL 相似。动物模型研究显示，Lp（a）能促进动脉粥样硬化并与临床冠状动脉疾病风险增高相关。机制方面：载脂蛋白（a）与纤溶酶原结构具有同源性，但不具有酶活性，因此，它可能通过与纤溶酶原、tPA 和纤维蛋白组成的催化反应复合物结合抑制纤维蛋白溶解，从而促进血栓形成。研究显示：① Lp(a)水平与颈动脉狭窄和闭塞的严重程度相关；② Lp(a)与卒中风险增高相关；③大动脉粥样硬化性卒中患者 Lp(a)水平高于腔隙性梗死患者。

推荐意见

在 Lp(a)水平增高的患者中使用烟酸预防缺血性卒中可能是合理的，但其效果尚未得到完全证实（Ⅱb 类推荐，B 级证据）。

八、高凝状态

与卒中相关的遗传性高凝状态包括纤维蛋白原水平、纤维蛋白原 β 链 455G/A、Ⅷ因子水平、Ⅷ因子 Val34 Leu、von Willebrand 因子（von Willebrand factor，vWF）2 号内含子 amall 多态性、tPA-7351C/T、血栓形成性血小板减少性紫癜和肝素诱导的血小板减少症。联合回顾性和前瞻性多中心研究显示，大部分获得性和遗传性高凝状态（血栓形成倾向）与静脉血栓形成相关，而与动脉性缺血性脑卒中关系不大（因与动脉性缺血性脑卒中关系只见于病例报道或是基于病例系列研究或病例对照研究）。

在众多高凝状态的相关因素中，抗磷脂抗体（antiphospholipid antibody，aPL）的存在（通常是一种获得性疾病）与动脉血栓形成的相关性可能最为密切。抗心磷脂抗体（anticardiolipin antibody，aCL）（发生率较高，但特异性较差）和狼疮抗凝物（发生率较低，但特异性较高）

最常用于预测 aPL。一些资料提示，年轻女性缺血性卒中患者 aPL 发生率增高。因此，有血栓形成事件史且符合 aPL 综合征实验室标准的卒中患者（主要是年轻女性）可能会从一级预防策略，如中等强度华法林抗凝（INR 2.0～3.0）中获益，但小剂量阿司匹林（81mg/d）未能显著降低首次血栓形成事件发生率。此外，即使在卒中患者中发现 aCL 滴度增高，也没有足够证据提示阿司匹林（325mg/d）和华法林（剂量调整；目标 INR 1.4～2.8）对复发性血栓闭塞事件的预防效果存在差异。

年轻女性缺血性卒中患者 aPL 发生率较高。无论是男性还是女性，aPL 水平均随年龄增大而升高。多数病例对照研究没有发现其他遗传性高凝状态与卒中之间存在相关性。PFO 与血栓形成倾向之间的联系值得深入研究，因为可能影响卒中的一级和二级预防策略。需要进行大规模前瞻性研究，以明确血栓形成倾向与静脉血栓栓塞和缺血性卒中的相关性和风险。虽然血栓形成倾向作为一种初发和复发性儿童期缺血性卒中危险因素的致病作用日益明显，但由于缺乏临床试验资料而无法做出进行筛查或治疗的明确推荐。

推荐意见

目前尚无足够证据表明需对具有遗传性或获得性血栓形成倾向的患者进行筛查及卒中的预防性治疗（Ⅱb 类推荐，C 级证据）。

九、炎症和感染

炎症会影响动脉粥样硬化病变的形成、增长和不稳定性，但将这种认识应用于卒中一级预防中的风险评价或治疗仍存在争议。多种血清炎症标志物，包括纤维蛋白原、血清淀粉样蛋白 A、Lp-PLA2 和白细胞介素(IL)-6 已被认为是风险标记物。

已有研究提示，脂蛋白磷脂酶 A2（Lp-aLA2，经 FDA 批准作为缺血性卒中和冠状动脉疾病的一种预测因素）和超敏 C 反应蛋白（highsemitivity CRP，hs-CRP）与卒中风险相关。根据多项前瞻性研究结果，hs-CRP 被推荐在冠状动脉疾病中度危险患者中作为总体风险评价的一种辅助方法，以帮助指导危险因素干预的积极性。他汀类药物的干预评价试验显示，CRP 下降和他汀类药物的使用与治疗组包括卒中在内的心血管终点事件减少有关。

评价炎症是一种潜在卒中危险因素的另一种方法是检测系统性慢性炎症疾病，如类风湿关节炎（RA）和系统性红斑狼疮（SLE）患者中的血管疾病发生率。大量前瞻性队列研究表明，RA 患者 CVD（包括卒中）风险增高，35～55 岁女性 RA 患者风险尤其高。同样，SLE 患者发生 CVD 的 RR 显著增高 2～52 倍。几项研究显示，RA 或 SLE 患者颈动脉动脉粥样硬化斑块的发生率高于对照组。RA 和 SLE 患者或许应被视作值得加强危险因素监测和控制的一个 CVD 高危亚组。

另一个争论是病毒或细菌如幽门螺杆菌的慢性感染是否会促进动脉粥样硬化的发生。几项抗生素治疗随机试验均未发现其在预防包括卒中在内的心血管终点事件有任何益处。感染和炎症在卒中中的作用的最终问题是急性感染性疾病（如流感）在诱导脑血管事件（TIA 或卒中）中的作用。可能的机制包括促凝血急相反应物（如纤维蛋白原）的诱导或动脉粥样硬化斑块失稳定。研究曾观察到心血管死亡与流感存在相关性。一项回顾性研究显示，在流感诊断 2 天内使用抗病毒药治疗能使随后 6 个月期间卒中或 TIA 风险下降 28%。一项病例对照研究和一项队列研究证实，卒中风险下降与流感疫苗接种相关。中国台湾的一项前瞻性研究显示，65 岁以上人群的流感疫苗接种与全因病死率下降有关，包括卒中风险降低 65%。根据包括随机试验在内的证据，所有流感并发症风险增高患者均应接受流感疫苗接种，并且流感疫苗接种被 AHA/ACC 推荐用于脑血管病的二级预防。尚无在卒中一级预防中进行流感疫苗接种的推荐。也没有研究表明流感疫苗接种后卒中风险增高。

推荐意见：

（1）对没有心脑血管病的患者可以考虑检测炎性因子，如超敏 C 反应蛋白或脂蛋白磷脂酶 A，评价其发生卒中的风险。但其作为临床常规检查的有效性尚未得到证实（Ⅱ类推荐，B 级证据）。

（2）可以考虑对 hs-CRP 水平升高的患者应用他汀类药物降低卒中的风险（Ⅱ类推荐，B 级证据）。

（3）类风湿关节炎或全身性红斑狼疮等慢性炎性疾病患者，可能会增加卒中的风险，不建议将抗生素治疗慢性感染作为卒中的预防手段（Ⅲ类推荐，A 级证据）。

第五节 高危人群的一级预防

一、初发卒中风险的评估

正确预测患者卒中总体风险或选择合理干预方案时应加以考虑。卒中并适时评估个体首次卒中风险的能力对于医疗机构和公众均十分有益。虽然大多数危险因素具有独立效应，但彼此之间常存在重要的相互作用，因此风险评估工作应合理并有效地用于社区卒中筛查计划和相应指南，以便选择适当的卒中一级预防措施。

尽管已有多种卒中风险评价工具，但没有任何一种总体风险评价工具能全面描述危险因素之间复杂的相互作用以及在进行年龄、性别、人种/种族分层后影响。Framingham 卒中风险预测（Framingham stroke profile，FSP，见附录 1）或其他卒中风险评估量表，作为改善卒中一级预防干预有效性的手段，还需进一步的充分研究。

推荐意见：

（1）每例患者都应进行卒中风险评价（Ⅰ类推荐，A 级证据）。

（2）由于可帮助识别哪些能从治疗干预中获益和哪些可能尚未针对任何一个危险因素进行治疗的患者，因此应考虑使用像 FSP 之类的风险评价工具（Ⅱa 类推荐，B 级证据）。

二、急诊室的卒中一级预防

急诊室作为保障健康的重要手段，通常进行原发病的识别和预防（一级预防），提供疾病早期检测（二级预防），促进和提高疾病管理的依从性，并将患者转诊至初级保健机构对现有疾病进行继续治疗（三级预防）。

如将急诊室作为开始一级和二级预防场所，可提高许多危险因素的干预效果。如急诊患者中无症状高血压患病率可能高达 1/20，虽然尚无症状，但许多人已有靶器官损害，未获诊断的糖尿病甚至更高；多项研究发现急诊室内有约 12%～34% 符合华法林治疗标准的 AF 患者未进行抗凝治疗或治疗不够充分。因此，急诊室就诊过程，可适当的促进患者提高用药依从性、膳食管理和纠正生活方式并将患者及时转诊至初级保健机构。

当然，这一过程必须对高成本与低资源利用率进行平衡，急诊室也并无义务对所有危险因素进行评价和开始预防。急诊科医生需了解各种疾病（如脑卒中）的危险因素，清楚危险因素适宜的诊断评价方法，知晓最恰当的干预手段，并能安排初级保健随访以评价所实施的预防干预措施的影响。此外，将初级保健和一级预防的责任增加到急诊科医生日益繁重的医疗工作中，需要这些医疗人员转变观念。

推荐意见：

（1）推荐进行基于急诊室的戒烟计划和干预措施（Ⅰ类推荐，B 级证据）。

（2）推荐在急诊室内识别 AF 并对抗凝治疗进行评

价（Ⅰ类推荐，B级证据）。

（3）对急诊室患者人群进行高血压筛查是合理的（Ⅱa类推荐，C级证据）。

（4）发现患者存在药物滥用或酗酒问题时，急诊室介绍患者参与适当的治疗计划是合理的（Ⅱa类推荐，C级证据）。

（5）在急诊室内筛查、简短干预以及将患者转诊进行糖尿病治疗和卒中危险因素中的生活方式（肥胖、酗酒、药物滥用、久坐的生活方式）纠正的有效性尚未得到证实（Ⅱb类推荐，C级证据）。

三、阿司匹林在卒中一级预防中的使用

一项荟萃分析收集了6个大型随机试验（人群平均年龄为64.4岁，47 293例应用阿司匹林；45 580例应用安慰剂），评估阿司匹林在心脑血管事件一级预防中的效益，结果显示阿司匹林没有降低总体卒中的风险，但降低了心血管事件，也降低了心血管死亡率及全因死亡率。女性健康研究（Women's health study，WHS）结果，阿司匹林使女性卒中降低17%，其中缺血性卒中降低24%。

最近，美国预防工作组和AHA更新了阿司匹林用于心脑血管病一级预防的建议，指出应均衡个体对应用阿司匹林的获益风险比，然后决定是否将阿司匹林用于一级预防。另有几项新近完成的关于阿司匹林用于糖尿病患者预防卒中的研究。JPAD研究是阿司匹林对糖尿病患者动脉粥样硬化事件的一级预防试验，结果发现阿

司匹林对糖尿病患者的一级预防并无益处。POPADAD研究是一项随机双盲的安慰剂对照试验，研究人群为1型或2型成年糖尿病患者，伴有踝肱指数≤0.99，但无症状性脑血管病，结果同样未发现阿司匹林对伴有周围动脉性疾病的糖尿病患者有预防的益处。

推荐意见：

（1）推荐在卒中风险足够高（10年心脑血管事件风险为6%～10%）的个体中使用阿司匹林进行心脑血管病预防（Ⅰ类推荐，A级证据）。

（2）阿司匹林（每日75mg或隔日100mg）可用于风险足够高的女性（治疗益处超过风险）预防首次卒中（Ⅱ类推荐，B级证据）。

（3）不推荐阿司匹林用于低危人群的卒中一级预防（A级证据）。

（4）对于无其他明确心血管病证据的糖尿病或糖尿病伴无症状周围动脉性疾病（定义为踝肱指数≤0.99）的患者，不推荐使用阿司匹林作为卒中一级预防（B级证据）用于社区卒中筛查计划和相应指南，以便选择适当的卒中一级预防措施。

参 考 文 献

1. 中华医学会神经病学分会脑血管病学组“卒中一级预防指南”撰写组. 中国卒中一级预防指南2010. 中华神经科杂志，2011，44(4)：282-288
2. 卒中一级预防指南——美国心脏协会/美国卒中协会为医疗卫生专业人员制定的指南美国神经病学学会肯定本指南作为神经科医生继续教育工具的价值. 国际脑血管病杂志，.2010，18(12)：881-943
3. 2008欧洲卒中组织缺血性卒中及短暂性脑缺血发作治疗指南——一级

预防部分. 中国卒中杂志，2008，3(12)：925-930
4. 刘春风. 甄别卒中危险因素，开展个体化卒中一级预防. 国际脑血管病杂志，2011，19(3)：161-164
5. 程学铭，李振三，杨期东，等. 我国脑卒中的地理分布. 中华神经外科杂志，1989，增刊1：11-14
6. 刘鸣. 应当重视脑卒中的一级预防. 中华全科医师杂志，2003，2(4)：201-203
7. 周自强，胡大一，陈捷，等. 中国心房颤动现状的流行病学研究. 中华内科杂志，2004，43(7)：491-494
8. 卫生部疾病控制局，高血压联盟(中国)，国家心血管病中心. 中国高血压防治指南2010年修订版
9. 中华医学会糖尿病学分会，中国2型糖尿病防治指南制定委员会. 中国2型糖尿病防治指南2007年版
10. Adams HP Jr, Zoppo G, Alberts MJ, et al. American Heart Association; American Stroke Association Stroke Council; Clinical Cardiology Council; Cardiovascular Radiology and Intervention Council; Atherosclerotic Peripheral Vascular Disease and Quality of Care Outcomes in Research Interdisciplinary Working Groups. Guidelines for the early management of adults with ischemic stroke: a guideline from the American Heart Association/American Stroke Association Stroke Council, Clinical Cardiology Council, Cardiovascular Radiology and Intervention Council, and the Atherosclerotic Peripheral Vascular Disease and Quality of Care Outcomes in Research Interdisciplinary Working Groups: the American Academy of Neurology affirms the value of this guideline as an educational tool for neurologists. Stroke. 2007, 38: 1655-1711
11. Amarenco P, Labreuche J. Lipid management in the prevention of stroke: review and updated meta-analysis of statins for stroke prevention. Lancet Neurol, 2009, 8: 453-463
12. Guidelines for management of ischaemic stroke and transient ischaemie attack 2008. CerebmvascDis, 2008, 25: 457-507
13. Connolly SJ, Ezekowitz MD, Yusuf S, et al. Dabigatran versus warfarin in patients with atrial fibrillation. N Engl J Med, 2009, 361: 1139-1151
14. Fuster V, Ryden LE, Cannom DS, et al. ACC/AHA/ESC 2006 guidelines

for the management of patients with atrial fibrillation: a report of the American College of Cardiology/American Heart Association Task Force on Practice Guidelines and the European Society of Cardiology Committee for Practice Guidelines (Writing Committee to Revise the 2001 Guidelines for the Management of Patients With Atrial Fibrillation): developed in collaboration with the European Heart Rhythm Association and the Heart Rhythm Society. Circulation, 2006, 114: e257-354

15. Goff DCJr, Lloyd-Jones DM, Bennett G, et al. 2013 ACC/AHA guideline on the assessment of cardiovascular risk: A report of the american college of cardiology/american heart association task force on practice guidelines. Circulation. 2014, 129: S49-73

第三章 缺血性脑卒中的急性期内科治疗

第一节 缺血性脑卒中治疗理念

从本章起开始介绍缺血性卒中的急性期治疗，主要涉及内科药物干预和治疗（介入及外科治疗另有分册详述）。

在介绍具体的治疗措施和药物之前，先明确一下治疗的原则和理念。

第一，卒中治疗已经到了循证医学时代，治疗指南是基于优良循证证据的产物。设计合理的足够规模的临床试验是循证证据的主要来源，新的试验是促使指南更新的原动力。

第二，要遵循指南，但要注意指南所推荐临床治疗措施适用的背景，较高要求是熟悉支持指南的临床研究细节。

第三，对于指南中未提及的特殊临床状况要依据目前高级别的循证证据进行处理；如果没有较好的循证证据，按照专家意见结合临床经验及病理生理学推演谨慎处理。

第四，在当前生物-社会-心理的医学模式要求下，卒中治疗需注重整体性，既要看病，也要见人，以恢复患者健康（包括躯体健全、心理健康和社会功能）为最高目的。

第五，要熟悉卒中发生后整个诊疗流程，注重早期治疗，掌握各种处理措施间的主次关系和顺序，既要会“组合拳”，也要会“先后手”。

临床中缺血性脑卒中的治疗方法虽然很多，但经循证医学证实确切有效的疗法只有四种：超早期溶栓、卒中单元、抗血小板治疗和早期开始的正规康复。卒中单元不是单一的治疗手段，康复治疗也另有分册详细介绍，本章内科治疗将重点介绍急性卒中的溶栓治疗和抗栓治疗。

在下面介绍的各种治疗药物时，我们主要参考中国急性缺血性脑卒中诊治指南2010版、2007版AHA/ASA成人缺血性卒中早期治疗指南和2010年底更新的AHA/ASA美国急性缺血性卒中治疗指南网络版。我们确信讲述的内容和涉及的材料与商业利益无关，不带有商业上的偏见。我们力争明确各种治疗适应证和禁忌证的细节，并符合国内实际临床操作环境。

内科治疗所用的各种药物相当于医生与卒中战斗的武器。我们首先要熟悉各种武器的性能，更要明了这些武器在何时、针对何种战况（临床实际情况）最应该使用，以及如何尽量避免出现误伤（副作用）。

在缺血性卒中急性期治疗中，院前处理要点、急诊处理流程、诊断手段、治疗管理流程以及并发症的内科处理等，在此必须涉及的背景（如卒中分型、诊断）会适当简述。以上内容十分重要，很大程度上决定着卒中治疗成败，因为急性卒中治疗实际是组织化管理的过程，药物治疗是整个卒中急性期治疗中的一个重要部分，但不能孤立认为药物治疗就是所有治疗，它也不能脱离治疗的其他部分。建议学习卒中急性期药物治疗时先要通读中国急性缺血性脑卒中诊治指南 2010 版和 2013 版 AHA/ASA 成人缺血性卒中早期治疗指南。

第二节　急性缺血性卒中的溶栓治疗

一、急性缺血性卒中的快速诊断步骤

如果作为当值医生的你碰到刚发生卒中的患者怎么办？先要用最短的时间按下面的简要流程操作。

第一步，首先判断患者是否真的罹患卒中（根据症状，发病过程，现存、一过性、既往遗留的体征）。

第二步，如果初步判断是卒中，那么接着要确认是哪种卒中（缺血性卒中、脑出血还是蛛网膜下腔出血），判断依据除了上一步的病史体征外，还有基本头颅影像学（CT 或 MR）。

第三步，如果证实是缺血性卒中，你应该首先想到一件事——从内科角度讲，该患者是否适合静脉溶栓。此时先根据发病时间确定患者处于何种时间窗内：3 小时、4.5 小时、6 小时还是 24 小时或大于 24 小时。然后结合你的定位诊断——前循环还是后循环缺血，初步判断患者是否具备溶栓的最基本条件。3 小时（现在放宽到 4.5 小时）不论前后循环，考虑用 rt-PA 溶栓；6 小时内

谨慎考虑使用尿激酶（在国内有指南支持、国际指南未推荐）；大于 6 小时，前循环梗死不推荐静脉溶栓；6～24 小时的后循环梗死仍可以考虑溶栓，但要谨慎。大于 24 小时的缺血性卒中一般不建议静脉溶栓。把符合时间窗的患者按照溶栓适应证和禁忌证逐条核对，完全符合后迅速开始给药。

二、正确诊断急性缺血性卒中

合理的溶栓始于正确的诊断。缺血性卒中的诊断看似简单，但要在溶栓的时间窗内作出准确的诊断，还是有些难度。特别是假卒中和不典型卒中的存在，让在急诊仅用 30～60 分钟内完成病史采集、体格检查、实验室检查、影像评估、定位诊断、定性诊断、治疗决策和交代病情的接诊医师颇感压力。

据国外研究提示，卒中的误诊并非少见，达到 13%～19%，而进行了 CT 和实验室检查后误诊率仍有 5%。以下疾病常被误诊为卒中：严重感染（19%）、癫痫发作后状态（17%）、脑肿瘤（15%）、中毒代谢性疾患（13%）。以下疾病都可能造成卒中误诊的陷阱，须警惕并认真排除，包括：脑肿瘤、脑炎、脑脓肿、硬膜下血肿、偏头痛先兆、偏瘫性偏头痛、高血压脑病、癫痫发作后状态、良性位置性眩晕、梅尼埃病、低血糖、高血糖、低钠血症、代谢性脑病、Wernicke 脑病、Fisher 综合征、周围神经病、重症肌无力、精神障碍等（表 3-1）。因此对疑似缺血性卒中的患者应该尽快行一些常规辅助检查以排除重要的鉴别诊断（表 3-2）。所有患者均应考虑进行的实验室检查包括：血糖、血电解质、肾功能、血常规、心肌缺血标记物、凝血酶原时间、国际标准化比率和活化的部分凝血活酶时间。低血糖可引起类似卒中的局灶性神经系统症状和体征，经过选择的患者应考虑进行某些实验室检查。当怀疑药物滥用时需要行毒理学筛查，尤其是对于年轻的卒中患者行拟交感神经药（可卡因、甲基苯丙胺等）的毒理学筛查可能会识别卒中的潜在病因。脑脊液检查在疑似卒中患者急性评估中的作用有限，除非高度怀疑蛛网膜下腔出血或急性中枢神经系统感染。误诊多由非神经科专业医师作出，但即使是有经验的神经科医师，误诊可能性也超过20%。避免急性缺血性卒中的误诊十分重要，特别是要避免溶栓时间窗内的误诊，否则会造成严重后果。

表3-1　需要与急性卒中鉴别的疾病

疾病	鉴别点
精神性疾病	缺乏客观的脑神经症状和体征，神经功能缺损不按血管供血区分布，多次查体结果不一致
痫性发作	痫性发作病史，有目击者的痫性活动和发作后期
低血糖	糖尿病病史、低血糖、意识水平下降
先兆型偏头痛（复杂性偏头痛）	类似事件病史、先兆症状、头痛
高血压脑病	头痛、谵妄、血压显著升高、皮质盲、脑水肿、痫性发作
Wernicke脑病	酗酒史、共济失调、眼肌麻痹、意识模糊
中枢神经系统脓肿	药物滥用史、心内膜炎、体内植入装置伴发热
中枢神经系统肿瘤	症状逐渐进展、其他原发性恶性病变、以痫性发作发病
药物中毒	锂剂、苯妥英钠、卡马西平

表 3-2　对疑似急性缺血性卒中患者需要立即进行的诊断性检查

所有患者需行的检查	部分患者需行的检查
非增强颅脑 CT 或 MRI	凝血酶时间和（或）蝰蛇毒凝血时间（如怀疑患者正在服用直接凝血酶抑制药或直接Xa 因子抑制剂）
血糖	肝功能
血氧饱和度	毒理学筛查
血清电解质 / 肾功能	妊娠试验
血常规，包括血小板计数	动脉血气（如怀疑缺氧）
心肌缺血标记物	胸部 X 线检查（如怀疑肺疾病）
凝血酶原时间 / 国际标准化比率	腰椎穿刺（如怀疑蛛网膜下腔出血且 CT 结果为阴性时）
活化的部分凝血活酶时间	脑电图（如怀疑痫性发作）
心电图	

力图避免误诊除了按照前面简述的急性卒中的诊疗流程工作，首先需要重视的是对卒中相对特异性症状体征的识别。美国心脏病 / 卒中协会推荐的患者自我进行的卒中识别方法——FAST，可以作为我国非专业神经科社区医生快速辨别卒中的一种手段。FAST（面部 Face，上肢 Arm，语言测试 Speech，时间 Time）可以用于卒中的筛查诊断（表 3-3），有研究证实，FAST 方法可以正确判断 83% 的急性卒中。

表 3-3　FAST 快速辨别卒中法

检查项目	口令	观察内容
面部 Face	嘱其微笑	一侧口角有无下垂
上肢 Arm	上抬双上肢呈 90°	有无一侧上肢下垂或某侧上肢下垂较快

续表

检查项目	口令	观察内容
语言 Speech	嘱其说一个简单的句子	有无新的语言障碍；是否结巴、言语含糊、找词困难或命名不能
时间 Time	有两重含义，第一重是如果上述3项检查有任何1项不能完成，而且是在短时间内出现，须考虑卒中的可能；第二重是应该尽早就诊，抓紧时间，时间就是大脑	

当然，作为参与卒中治疗的神经专科医师或血管神经专科医师不能仅知道“FAST”，当患者突然出现以下症状时应考虑脑卒中的可能：一侧肢体（伴或不伴面部）无力或麻木；一侧面部麻木或口角歪斜；说话不清或理解语言困难；双眼向一侧凝视；一侧或双眼视力丧失或模糊；眩晕伴呕吐；既往少见的严重头痛、呕吐；意识障碍或抽搐。如果怀疑患者发生了卒中，应该使用更客观和全面评估手段——美国国立卫生院脑卒中量表（National Institutes of Health Stroke Scale，NIHSS），该量表是目前国际上最常用的卒中量表（见附表2-1、表3-4）。通过NIHSS可以确认患者是否存在神经功能缺损及程度。而短时间内出现的神经功能缺损正是判断缺血性卒中的主要临床根据。如果按正确的方法使用NIHSS对患者评估后得到0分（没有现存的神经功能缺损），需要考虑四种情况：①短暂性脑缺血发作（transient ischemic attack，TIA）间期；②特殊类型的卒中；③轻微的小卒中；④假卒中。无论哪种情况，都不是溶栓治疗的良好指征。

一般来讲，在静脉溶栓前需要完成头颅CT和（或）MR扫描，以及血常规、凝血功能、血糖和生化检查。

表 3-4　美国国立卫生院脑卒中量表(NIHSS)

	检查项目名称	评分
1a	意识水平	0= 清醒，反应敏锐 1= 嗜睡 2= 昏睡 3= 昏迷 / 无反应
1b	定向力提问	0= 都正确 1= 正确回答 1 个 2=2 个都不正确或不能说
1c	对指令的反应	0= 都正确 1= 正确完成 1 个 2= 都不正确
2	凝视	0= 正常 1= 部分凝视麻痹 2= 被动凝视或完全凝视麻痹
3	视野	0= 无视野缺失 1= 部分偏盲 2= 完全偏盲 3= 双侧偏盲(全盲，包括皮质盲)
4	面瘫	0= 正常 1= 最小(鼻唇沟变平、微笑时不对称) 2= 部分(下面部完全或几乎完全瘫痪，中枢性瘫) 3= 完全(单或双侧瘫痪，上下面部缺乏运动，周围性瘫)
5	上肢运动 a. 左侧 b. 右侧	0= 正常 1=10 秒内晃动 2=10 秒内下落 3= 不能抗重力 4= 不能移动
6	下肢运动 a. 左侧 b. 右侧	0= 正常 1=5 秒内晃动 2=5 秒内下落 3= 不能抗重力 4= 不能移动

续表

	检查项目名称	评分
7	肢体共济失调	0=没有共济失调 1=1 个肢体有 2=2 个及 2 个以上肢体有
8	感觉	0=没有感觉缺失 1=轻度感觉缺失 2=重度感觉缺失
9	语言	0=正常 1=轻、中度失语 2=严重失语 3=完全性失语
10	构音障碍	0=正常 1=轻、中度构音障碍 2=重度构音障碍
11	忽视症	0=无 1=轻度（1 种感觉模式缺失） 2=重度（2 种以上感觉模式缺失）

三、rt-PA 静脉溶栓治疗

（一）rt-PA 静脉溶栓的目的

很简单，rt-PA（重组组织型纤溶酶原激活物）静脉溶栓的目的就是溶解血栓，使闭塞的脑动脉再通，缺血而尚未坏死的脑组织（缺血半暗带）恢复灌注，重新发挥其功能。这个过程看似简单，实际包含了与治疗效果相关的好几个关键点：第一，rt-PA 能否溶解血栓，这与血栓性质和血栓部位 rt-PA 浓度都有关系，这决定着是否能够开通血管，动脉重新开通才是溶栓的硬道理；第二，是否存在缺血半暗带，如果没有，即使再灌注成功，也不可能减少卒中造成的损失，也就不会产生任何临床收益，判断缺血半暗带存在与否最简单的方法是时间，但由于个体差异，其准确性常常难以把握，因此目前规定了较短的时间窗（4.5 小时），而其他影像学方法则是在试图证实个体准确的缺血半暗带存在时间窗；第三，血管再通后是否就会使神经功能恢复，这就涉及 rt-PA 的多效性、血管再通的类型与时间、再灌注损伤等多个问题。

（二）rt-PA 静脉溶栓的临床证据

rt-PA 分子量为 70kDa，半衰期约为 4 分钟，纤维蛋白原特异性强，虽然是蛋白质，但抗原性很弱。从它的药理特性可以看出，rt-PA 起效快，停止给药后血药浓度下降快，过敏可能性小。

美国国立神经疾病及脑卒中研究院从 1991 年到 1994 年开始了对 3 小时内脑梗死的患者进行 rt-PA（静脉注射，0.9mg/kg，最大量 90mg）溶栓试验（NINDS 试验），其研究成果在 1995 年新英格兰医学杂志上发表，证实了 rt-PA 能够有效改善神经功能，降低患者病残率。据此美国 FDA 批准 rt-PA 作为用于脑梗死超早期治疗的唯一药物。NINDS 也成为里程碑式的研究，其试验方法、入选和排除条件也成为 rt-PA 溶栓治疗方案和适应证的基本标准。NINDS 研究入选了 624 例经过严格选择的缺血性脑卒中的患者，在症状出现的 3 小时内接受 rt-PA（0.9mg/kg，最大剂量 90mg）或者安慰剂治疗，结果 3 小时内 rt-PA 静脉溶栓组 3 个月时完全或接近完全神经功能恢复者所占的比率要显著高于安慰剂组，两组病死率相似，而症状性颅内出血发生率 rt-PA 治疗组高于对照组。NINDS试验证实3小时内rt-PA静脉溶栓总的临床净收益为正。NINDS研究是静脉溶栓治疗的基石，对缺血性卒中的急性期治疗产生了深远影响。

ECASSⅢ研究结果于2008年在《新英格兰医学杂志》上发表，它证实了在发病后3～4.5小时静脉使用rt-PA溶栓仍然有效，被称为静脉溶栓的破冰之旅，它用13年的时间将缺血性卒中静脉rt-PA溶栓治疗的时间窗扩大了1.5小时，从而使可能从溶栓治疗中获益的患者数量大为增加。

（三）rt-PA静脉溶栓的适应证和禁忌证详解

1. rt-PA静脉溶栓的适应证（表3-5）中国急性缺血性脑卒中诊治指南2010版rt-PA静脉溶栓的适应证：①年龄18～80岁；②发病4.5小时以内；③脑功能损害的体征持续存在超过1小时，且比较严重；④脑CT已排除颅内出血，且无早期大面积脑梗死影像学改变；⑤患者或家属签署知情同意书。

表3-5 rt-PA溶栓治疗的适应证和禁忌证

rt-PA溶栓适应证	rt-PA溶栓禁忌证
年龄18～80岁	既往有颅内出血，包括可疑蛛网膜下腔出血病史；近3个月有头颅外伤史；近3周内有胃肠或泌尿系统出血；近2周内进行过大的外科手术；近1周内有在不易压迫止血部位的动脉穿刺
发病4.5小时以内	近3个月内有脑梗死或心肌梗死史，但不包括陈旧小腔隙梗死而未遗留神经功能体征
脑功能损害的体征持续存在超过1小时，且比较严重	严重心、肝、肾功能不全或严重糖尿病患者

续表

rt-PA 溶栓适应证	rt-PA 溶栓禁忌证
脑 CT 已排除颅内出血，且无早期大面积脑梗死影像学改变	体检发现有活动性出血或外伤（如骨折）的证据
患者或家属签署知情同意书	已口服抗凝药，且 INR>1.5；48 小时内接受过肝素治疗（APTT 超出正常范围）
	PLT≤10×10^9/L，GLU<2.7mmol/L
	收缩压>180mmHg，或舒张压>100mmHg
	妊娠
	不合作

2. rt-PA 静脉溶栓适应证的解读

（1）年龄：年龄限制不是绝对的，但由于年龄小于 18 岁青少年卒中的病因往往不同于成人，且缺乏有规模的临床试验研究，安全性和有效性（短期和长期临床获益）均没有得到证实，因此 rt-PA 静脉溶栓目前不推荐给青少年及儿童卒中患者。NINDS 试验的亚组分析提示年龄<75 岁患者溶栓效果较好，而高龄患者无论哪种类型缺血性卒中的预后与年龄更小的患者相比预后均差。但即使是高龄接受溶栓患者，和同年龄段和同等严重病情的非溶栓对照组相比，仍然显示从 rt-PA 静脉溶栓治疗中获益。从相对获益角度讲，溶栓不应排除 80 岁以上老年患者。有的临床试验显示 100 岁患者溶栓仍有净临床获益。而限制老年患者溶栓治疗的因素有以下几点：溶栓治疗的绝对获益小；溶栓风险，特别是颅内出血风险较其他患者增加。ECASSⅢ试验由于排除了年龄大于 80 岁的患者，治疗组症状性颅内出血比例仅为

2.1%，而 NINDS 研究的治疗组症状性颅内出血比例为5.9%。在国内医疗环境下，如果高龄患者及家属能够接受超过平均值的颅内出血风险，而且对临床结局的改善没有过高预期、没有其他禁忌证，有经验的卒中中心可以使用 rt-PA 对其进行溶栓治疗。

（2）时间窗：这几乎是溶栓最看重的指标。“时间就是大脑”的理念必须深入人心。2010 年发表于 *Lancet* 杂志上有关静脉溶栓的汇总分析为 4.5 小时的溶栓治疗提供了循证医学的一级证据。汇总患者总数是 3670 例，用安慰剂者为 1820 例，使用 rt-PA 者为 1850 例。结果显示，改良 Rankin 评分、治疗全因死亡率、联合终点和颅内出血并发症，都是以 270 分钟（即 4.5 小时）为截断点。因此，基于临床和计算机断层扫描平扫选择的缺血性卒中患者，在发病 4.5 小时内可以从 rt-PA 治疗中获益。该分析还首次证实发病超过 4.5 小时，溶栓治疗危害超过获益。从 NINDS 的 3 小时到 ECASSⅢ的首次证实 4.5 小时溶栓时间窗，基本确立了前循环卒中在没有特殊条件指引下的静脉溶栓时间不应超过 4.5 小时。

NINDS 研究中同时在亚组分析中，90 分钟内 rt-PA 治疗组与 91～180 分钟内 rt-PA 治疗组相对于安慰剂组 3 个月时良好预后的 OR 值分别是 2.11 和 1.69，证明了越早溶栓治疗患者的预后越好。因此，溶栓时间窗的上限为 4.5 小时，绝不是要等到发病 4.5 小时才开始溶栓，溶栓应该越早开始越好，不要耽误 1 分钟。你应该想到每耽搁 1 分钟，就有数以百万计的缺血状态的神经元不可逆的死亡。应该“趁血栓立足未稳，及时开通血管，挽救多一些的濒死神经细胞。”

有没有可能再延长溶栓时间窗？在大规模的rt-PA静脉溶栓研究中，以6小时为时间窗的ECASS、ECASSⅡ试验，以5小时为时间窗的ATLANTIS研究都是阴性结果。其实延长时间窗的关键是证实在溶栓开始时还有足够多的缺血半暗带，这是溶栓的病理生理学靶点。如何快速、准确地识别带有足够多缺血半暗带的卒中患者，是现代脑影像学研究的热点。

应对这一挑战的方法是依据脑组织血流量异常体积差异来估计缺血半暗带，如利用灌注加权磁共振成像（perfusion weighted imaging，PWI）评估脑血流异常，利用弥散加权磁共振成像（diffusion weighted imaging，DWI）反映缺血损伤致细胞毒性水肿的组织。这个“不匹配”的区域（PWI异常与DWI病灶间的不一致病变区）被认为可能受益于再灌注疗法。这一假说已被各种最新的临床试验评估，其中包括去氨普酶治疗急性缺血性卒中试验（DIAS）、去氨普酶治疗急性缺血性卒中剂量扩大试验（DEDAS）、DIASⅡ，理解卒中进展的弥散加权和灌注成像评估（DEFUSE）和最近影像学指导下的缺血性卒中急性期溶栓试验（EPITHET）。EPITHET是一项具有里程碑意义的试验，因为它有助于确认利用PWI/DWI选择急性缺血性卒中的治疗试验的可行性和希望。它也突出了目前一些磁共振成像（MRI）选择的局限；需要澄清和确认优化的PWI处理算法，并需要加以完善可以查明相关的DWI和PWI病变的快速自动方法，并整合纳入MRI检查。我们期待着PWI/DWI不匹配最终被高级别证据证实成为判断可挽救脑组织的一个敏感指标。

关于后循环卒中的静脉溶栓缺乏高级别证据的支持，一些小规模临床研究显示在卒中发生12～24小时的后循环梗死仍可能从溶栓治疗中获益，由于NINDS研究和ECASS研究中没有排除后循环卒中患者，目前认为4.5小时内后循环梗死的静脉溶栓应该有益。由于后循环梗死预后差，理论上溶栓的时间窗应长于前循环，但目前证据倾向于对其进行动脉溶栓。

（3）神经功能缺损：2010版国内卒中治疗指南中溶栓要求“脑功能损害的体征持续存在超过1小时，且比较严重”；美国2007版卒中指南中相应的描述为“有可测量的神经功能缺损，神经体征不应自发性缓解。神经体征不应是轻微和孤立的。慎用于严重缺损患者”。相比之下，国内指南叙述稍有些模糊，但其中含义结合美国指南要充分领会。

1）判断和评估神经功能缺损一定要客观、确切，可辨认：我们认为“可测量的”神经功能障碍是防止误判的一把标尺。如果使用任何卒中功能评分量表，包括中国脑卒中患者临床神经功能缺损程度评分量表、美国国立卫生院脑卒中量表（NIHSS，附表2-1）、斯堪的纳维亚脑卒中量表（Scandinavian Stroke Scale，SSS，附表2-2）都不能证实存在神经功能缺损，那么溶栓的基础就很不可靠了。一些患者的主观症状、系统性疾病表现、类后循环体征以及前文所提及的假卒中病因都可能成为溶栓决策的陷阱。

2）神经功能缺损要有一定持续时间：中国卒中指南

建议要超过1小时，这主要是强调与TIA的鉴别，实际目前TIA的诊断已经不强调症状持续时间。如果神经功能缺损在医师完成收集临床资料（全部溶栓决策所需症状、体征、影像和实验室指标）后仍然存在，即使不到1小时，也应该立即启动溶栓程序。从另一个角度讲，TIA的症状在前循环平均为14分钟，而在后循环为8分钟；如果症状持续1小时，自发恢复的可能性低于2%。所以神经功能缺损持续是本质，而具体是40分钟还是1小时并不是溶栓的绝对时间低限。当然，在国内医疗转运和急诊处置条件下，从发病到给药的时间很少会低于1小时。国外指南强调的没有自发缓解也是为了排除TIA，但如果卒中患者自发缓解没有达到神经功能的完全恢复以及NIHSS减少小于4分，还是可以考虑溶栓。

3）神经功能缺损达到一定严重程度：国内外指南均提出较严重或不是轻微的。NINDS研究试验后分析提示，NIHSS评分6～20分的预后较整个治疗组更好，提示中度缺血性卒中静脉溶栓获益更大。指南中没有给出神经功能缺损的定量程度，结合循证证据我们在临床操作中可以做出如下理解：根据NINDS研究和ECASS研究试验方案和结果，卒中静脉溶栓以NIHSS评分4～20分之间临床风险-获益比最佳。NINDS研究中实际纳入了NIHSS评分2～40分的患者，但是重症卒中使用静脉溶栓治疗取得良好预后的可能很小。近年来一些中规模研讨提示小卒中（NIHSS<2）也可从溶栓中获益，主要由于一方面这类患者出血风险低，另一方面是溶栓阻止了部分小卒中的进展。但轻微卒中的溶栓还没有Ⅱ级以上

的循证证据支持。目前不推荐在TIA发作间期溶栓，也不推荐过于轻微的卒中进行静脉溶栓。

（4）CT表现：直接提示出血（脑实质出血、蛛网膜下腔出血或较少见的动静脉畸形出血）是溶栓的绝对禁忌证。CT提示多脑叶梗死（低密度范围>1/3大脑中动脉支配区范围）是溶栓的相对禁忌证，如果没有更好的影像学资料（如磁共振弥散-灌注的错配或CT灌注与平扫的错配）提示仍有足够缺血半暗带存在，不建议在此临床背景下溶栓，因为这种情况下颅内出血风险明显增高，因而良好临床结局的可能性已经大为降低。另外，首次CT检查即出现大脑中动脉致密影时，往往提示预后不良，但目前尚未有证据证实其为溶栓的禁忌证。

（5）知情同意：溶栓前必须与患者或其家属充分沟通，签署知情同意书后才可以进行溶栓治疗。建议rt-PA静脉溶栓的知情同意采用标准化格式印刷，内容客观且易为非专业人士读懂。

3. rt-PA静脉溶栓的禁忌证

（1）既往有颅内出血，包括可疑蛛网膜下腔出血病史；近3个月有头颅外伤史；近3周内有胃肠或泌尿系统出血；近2周内进行过大的外科手术；近1周内有在不易压迫止血部位的动脉穿刺；

（2）近3个月内有脑梗死或心肌梗死史，但不包括陈旧小腔隙梗死而未遗留神经功能体征；

（3）严重心、肝、肾功能不全或严重糖尿病患者；

（4）体检发现有活动性出血或外伤（如骨折）的证据；

（5）已口服抗凝药，且INR>1.5；48小时内接受过肝素治疗（APTT 超出正常范围）；

（6）血小板计数低于 10×10^{9}/L，血糖<2.7mmol/L；

（7）收缩压>180mmHg，或舒张压>100mmHg；

（8）妊娠；

（9）不合作。

4. rt-PA 静脉溶栓禁忌证的解读

（1）出血病史：蛛网膜下腔出血和脑出血的病史一直被列为溶栓的禁忌证。但具体问题需要分析一下：

如果蛛网膜下腔出血已经明确为动脉瘤所致，而且已经通过手术（栓塞或夹闭）解决了再出血的风险，而且距本次卒中的时间大于 12 个月，可以权衡风险 - 收益后溶栓。

脑出血如果距本次卒中 12 个月以上，出血是典型的高血压性脑出血，而不是脑叶出血，患者年龄在 75 岁以下，本次卒中发病后血压相对平稳（收缩压<180mmHg，并且舒张压<100mmHg），可以考虑谨慎溶栓。

3 周内任何原因的消化或泌尿道的明确出血应为溶栓禁忌证。

手术情况是容易令人困惑的情况。1 周以内的不易压迫部位动脉穿刺才是禁忌证，而一般的桡动脉穿刺（血气检查）不受限制。2 周内手术静脉溶栓绝对禁忌证是指大中型手术，如开颅术、移植术、颈胸部及消化道外科手术、冠脉搭桥、血管重建、动脉内膜剥脱和支架术等，而低危的小型手术如牙科操作、内镜息肉切除、肌肉活检、关节镜等是静脉溶栓的相对禁忌证，可考虑风险 - 获益比后慎重进行，条件允许则建议使用动脉溶栓降低手术部位出血风险。

（2）外伤：非仅在体表的外伤，如果有活动出血的可能，应该列为溶栓禁忌证。骨折是溶栓的绝对禁忌证。而仅有新鲜出血的轻微体表伤，可以考虑溶栓。

（3）血栓性疾病和癫痫：3 个月内的新发脑梗死或心肌梗死是静脉溶栓的相对禁忌证。下肢深静脉血栓没有被指南列为溶栓的禁忌证，但如果溶栓可能造成近期形成的下肢血栓脱落，导致肺栓塞，就应该慎用静脉溶栓。如果本次卒中发作伴有痫性发作，但能够确定本次发病的临床表现不是癫痫发作后遗留（如 Todd 麻痹），癫痫就不是溶栓禁忌证。

（4）其他系统疾病：严重的肝肾功能障碍会影响溶栓药物的代谢，使风险不可预估，应列为溶栓禁忌证。指南中并未把肿瘤列为溶栓禁忌证，但是颅内肿瘤（先要证实与本次卒中表现无关）、广泛转移的恶性肿瘤、血液系统恶性病（即使血小板数量正常）、恶病质状态等都是静脉溶栓禁忌证。

（5）药物：正在服用华法林，如果 INR>1.5；溶栓前 48 小时内使用过肝素（低分子肝素），且 APTT 超过正常上限是溶栓的禁忌证。溶栓前正在服用抗血小板药物不是溶栓禁忌证。如果溶栓前使用了降低纤维蛋白原的药物，血清纤维蛋白原浓度不低于 200mg/dl，就不是溶栓禁忌证。由于时间至关重要，在等待 PT、APTT 或血小板计数结果时，不应延误溶栓治疗，除非怀疑存在血液系统疾病或血小板减少性紫癜、患者正在接受华法林和肝素治疗，或者不能确定是否正在使用抗凝药物。

（6）血液指标：血糖在溶栓前（包括使用药物纠正后）仍低于 2.7mmol/L 或高于 28.1mmol/L 是溶栓的禁忌证。因此在为患者启动溶栓治疗前唯一需要的实验室检查是血糖测定。由于纠正血糖很快，但要知晓高血糖或既往糖尿病病史是增加溶栓后出血的独立危险因素。血小板低于正常值是溶栓禁忌证。

（7）特殊状态：妊娠期间不建议溶栓；过于躁动或因精神症状不能配合治疗者不宜溶栓；拒绝签署知情同意者不能进行溶栓。

（8）其他须澄清情况：心源性栓塞不是溶栓禁忌证，NINDS 研究纳入了相当多的心源性栓塞患者。日本 JACT 静脉溶栓试验超过半数患者是心源性栓塞。意识障碍也不是溶栓禁忌证，但一般带有意识障碍者 NIHSS 较高，须评估其出血风险与预后。还有一种情况值得重视，少量蛛网膜下腔出血有时会模拟出缺血性卒中的表现，因为脑表面的少量出血可能造成附近动脉痉挛，产生急性发生的神经功能缺损。这种情况有时因出血量少 CT 可能会漏诊。须注意有无以下征象：神经系统体征常为一过性；常有头痛表现（头痛不是缺血性卒中的常见症状）；颈抵抗或其他脑膜刺激征。

（四）rt-PA 静脉溶栓的方法

rt-PA 静脉输注 0.9mg/kg（最大剂量 90mg），先静脉推注 10%（1～2 分钟），其余剂量静滴（持续 60 分钟，最好使用电子微量输液泵），结束后用 0.9% 生理盐水冲管，确保给药剂量准确。最好收入重症监护室或卒中单元监护。

定时进行神经功能检查，在输注 rt-PA 过程中每 15 分钟 1 次，此后每 30 分钟 1 次，共检查 6 小时，再后每小时查 1 次直至 rt-PA 治疗后 24 小时。如果患者出现严重头痛、急性高血压、恶心或呕吐，立即停药（如果仍在给予 rt-PA），查急诊头颅 CT。

定时测量血压，最初 2 小时每 15 分钟 1 次，随后 6 小时每 30 分钟 1 次，最后每小时 1 次，直至 rt-PA 治疗后 24 小时。如果收缩压≥180mmHg 或舒张压≥105mmHg，要提高测血压的频率，给予降压药以维持血压等于或低于这些水平（溶栓后血压 2 次连续收缩压大于 180mmHg 或舒张压大于 105mmHg 可以给予乌拉地尔 25mg 静注，如血压仍大于 180/105mmHg 可重复给药，间隔大于 5 分钟，最大剂量不超过 50mg。在静脉注射后，为维持其降压效果，可持续静脉滴注，通常将 25mg 乌拉地尔加入生理盐水中。如用输液泵，将 20ml 乌拉地尔加入泵中再稀释至 50ml，速度根据患者的血压调节）。

推迟放置鼻胃管、保留导尿管或动脉内测压导管。使用 rt-PA 后 24 小时，在开始使用抗凝剂或抗血小板药前，复查头颅 CT。除了出血的并发症，医师应意识到 rt-PA 潜在的副作用，如其诱发的血管性水肿可导致部分气道梗阻。

（五）rt-PA 静脉溶栓的其他问题

1. 溶栓后出血风险的评估　阻碍 rt-PA 溶栓疗法推广的重要原因之一是这种疗法最可怕的并发症——颅内出血，特别是症状性颅内出血。为了尽量避免溶栓后颅内出血，不少试验都针对可能与其有关的因素进行了研究，以期能够事先预测出血风险，但研究结果并不一致，而且单个因素（如年龄、治疗与症状发生时间、是否为心源性栓塞或卒中严重程度等）都不能作为良好的颅内出血：预测因子。如果能有相对准确、内容全面而又简便易行的预测溶栓后出血风险的方法，特别是具有一定定量意义的工具，那么在临床治疗决策时，就会充分考虑溶栓后出血高危人群的治疗策略；同时又会更加积极地把出血风险小又在时间窗内的急性脑梗死患者纳入 rt-PA 溶栓治疗。

2008 年，美国 Selim 等推出了一种简单而且易于实施的量表来预测 rt-PA 溶栓后颅内出血风险。这一评分系统称为溶栓后出血评分（hemorrhage after thrombolysis score，HAT score）系统。HAT 评分一经推出，得到了诸多学者的重视，已经广泛试用于溶栓患者的出血风险评估，并使用 NINDS 等大规模溶栓试验的资料对量表的可靠性及相关性进行了检验。

HAT 评分系统是一个含有三项临床指标、总分为 5 分的评分系统：第一项为既往糖尿病病史或发生卒中后在进行溶栓前随机血糖≥11.1mmol/L，满足其中任意一条记 1 分，否则记 0 分；第二项为溶栓前的 NIHSS 评分，<15 分记 0 分，15～19 记 1 分，≥20 分记 2 分；第三项为可见的早期卒中 CT 改变，CT 上没有任何早期卒中表现记 0 分，发现 CT 上<1/3 大脑中动脉支配区的早期低密度区域记 1 分，发现 CT 上≥1/3 大脑中动脉支配区的早期低密度区域记 2 分。三项得分累积值为最终的 HAT 分值（0～5）。由以上内容可见，HAT 评分系统只涉及了

非常简单且易于获得的临床指标。

HAT分值与颅内出血呈正相关，与症状性颅内出血关系密切，而与良好功能预后呈负相关。即HAT得分越高，颅内出血风险越大，预后越差。特别值得注意的是，当HAT分值达到3分时，症状性颅内出血的比例达到了近15%，这已经远远大于NINDS研究治疗组5.9%的颅内出血率，如果此时开展溶栓必须非常谨慎。

2. 卒中分型与静脉溶栓预后 NINDS试验中按亚型分析后认为治疗对各型卒中都有效，但获益的比例不同。目前国际卒中分型主流有TOAST分型和OCSP分型。前者主要从病因角度分型，后者从临床表现可以很快分型，提示受累血管和梗死面积大小，在急诊判断中比较实用。在亚组分析中，认为按TOAST分型中大动脉粥样硬化和小动脉闭塞型效果最好；OCSP分型中部分前循环梗死梗死和腔隙性梗死获益最大。在NINDS研究中，心源性栓塞的患者预后相对较差，这是因为心源性栓塞患者梗死面积一般较大，rt-PA静脉注射血管开通率不高。但要强调的是这类患者本身预后就差，溶栓组中脑栓塞的死亡率没有增高，而且90天的神经功能评分好转的比例高于对照组中的栓塞患者。

3. 提示静脉溶栓预后的一些指标 梗死面积超过1/3MCA供血区的患者脑出血风险较高，而受累面积较小的患者从溶栓中获益最大。MCA高密度征提示存在大血管闭塞，临床研究发现：大血管闭塞对神经功能恶化的预测价值较高。然而，在经血管造影证实存在血栓形成的患者中，仅1/3～1/2在CT上发现MCA高密度征。平扫CT偶尔还可发现MCA高密度“斑点征”，它代表MCA的一条分支内有凝血块，这类患者可能更适合静脉溶栓。有研究发现，当存在MCA高密度斑点征时，患者的临床转归要优于存在MCA高密度征的患者。此外，平扫CT发现早期的低密度灶或占位效应者发生症状性脑出血的风险增高8倍。

此外，有研究证实溶栓后早期脑出血与rt-PA后2小时FDP的明显增高有关，即早期纤维蛋白原降解相关的凝血障碍（EFDC）有关。EFDC（即FDP>200mg/L）患者需特别监测，并在溶栓后72小时内不用抗栓药物。而FDP>100mg/L患者也应密切监测FDP。也有回顾性研究报道认为动脉溶栓血管再通率与早期动脉血压变化，特别是收缩压的下降有关。基于血压是很容易检测的指标，是我们临床常见而又易忽视的问题，在一些研究中特别关注了在静脉溶栓中早期收缩压的波动与预后的关系。结果发现治疗24小时内动脉收缩压下降较多的患者，有更多的可能在90天的改良Rankin评分中保持较低的分数，即较少的日常生活依赖。这可能由于脑部血流的自主调节有关，即急性缺血性脑卒中常常出现短暂性动脉血压升高，以增加缺血脑组织灌注量。如果这种情况是真的，则闭塞血管再通后就不需要这种方式来增加脑灌注量（即溶栓成功，血管再通后就不会出现短暂性的血压增高）。另外，在24小时内动脉收缩压下降较多的患者中，有相当比例在治疗第一天内就有明显恢复，即NIHSS减少4分以上或降低至0～1。早期戏剧性的好转可能对长期预后也存在影响。

四、尿激酶静脉溶栓治疗

（一）尿激酶静脉溶栓的临床证据

尿激酶静脉溶栓在国外指南由于没有足够的循证证据支持，并未推荐在一般临床实践中使用，仅限用于研究环境下。

我国“九五”国家医学重点科技攻关课题由陈清棠教授牵头，自 1996 年 11 月至 2000 年 12 月，由全国 17 家医院共同参与完成，用国产尿激酶（urokinase，UK）静脉溶栓治疗急性缺血性卒中患者 1027 例，第一阶段为开放试验，第二阶段为大规模、多中心、随机、双盲、安慰剂对照临床试验。此试验治疗后 3 个月临床完全恢复及基本完全恢复的比例为 43%～47%，较安慰剂组增加了 8%～14%。溶栓治疗使患者死亡与严重致残的危险性减少约 40%。此试验溶栓治疗症状性脑出血发生率为 4.0%，全因死亡率为 8.8%。结果提示 6 小时内应用 UK 100 万～150 万 IU 静脉治疗急性缺血性卒中效果满意，相对安全。

正是根据这个试验，我国 2010 版卒中治疗指南对于尿激酶给予了Ⅱ级推荐。由于尿激酶价格低廉，适合我国现阶段国情，在我国目前静脉溶栓中还占有相当比例（2009 年发表的调查结果提示，UK 溶栓的例数约为 rt-PA 的 3 倍）。但是必须指出，目前尿激酶在国际上多应用在动脉溶栓中，还是比较缺乏静脉溶栓的高质量循证医学证据。而且尿激酶溶栓，一旦发生症状性脑出血，来势凶猛，约一半危及生命。因此，没有经验的单位不能盲目开展急性缺血性卒中的尿激酶静脉溶栓治疗。如果使用尿激酶开展溶栓治疗，可以参照 rt-PA 的适应证和禁忌证，并且应该更加严格的把握。

（二）尿激酶静脉溶栓的适应证和禁忌证

1. 中国急性缺血性脑卒中诊治指南 2010 版尿激酶静脉溶栓适应证

（1）年龄 18～80 岁；

（2）发病 6 小时内；

（3）脑功能损害体征持续存在超过 1 小时，且比较严重；

（4）脑 CT 已排除颅内出血，且无早期大面积脑梗死影像学改变；

（5）患者或家属签署知情同意书。

2. 禁忌证

（1）既往有颅内出血，包括可疑蛛网膜下腔出血病史；近 3 个月有头颅外伤史；近 3 周内有胃肠或泌尿系统出血；近 2 周内进行过大的外科手术；近 1 周内有在不易压迫止血部位的动脉穿刺；

（2）近 3 个月内有脑梗死或心肌梗死史，但不包括陈旧小腔隙梗死而未遗留神经功能体征；

（3）严重心、肝、肾功能不全或严重糖尿病患者；

（4）体检发现有活动性出血或外伤（如骨折）的证据；

（5）已口服抗凝药，且 INR>1.5；48 小时内接受过肝素治疗（APTT 超出正常范围）；

（6）血小板计数低于 10×10^9/L，血糖<2.7mmol/L；

（7）收缩压>180mmHg，或舒张压>100mmHg；

（8）妊娠；

（9）不合作。

（三）尿激酶静脉溶栓的方法

1. 尿激酶静脉溶栓的使用方法　尿激酶100万～150万IU，溶于生理盐水100～200ml，持续静脉滴注30分钟，用药期间应严密监护患者（Ⅱ类推荐，B级证据）。

2. 尿激酶静脉溶栓的监护及处理

（1）尽可能将患者收入重症监护病房或卒中单元进行监护；

（2）定期进行神经功能评估，第1小时内30分钟1次，以后每小时1次，直至24小时；

（3）如出现严重头痛、高血压、恶心或呕吐，应立即停用溶栓药物并行脑CT检查；

（4）定期监测血压，最初2小时内15分钟1次，随后6小时内30分钟1次，以后每小时1次，直至24小时；

（5）如收缩压≥180mmHg或舒张压≥100mmHg，应增加血压监测次数，并给予降压药物；

（6）鼻饲管、导尿管及动脉内测压管应延迟安置；

（7）给予抗凝药、抗血小板药物前应复查颅脑CT。

五、动脉溶栓治疗

目前溶栓治疗方法主要有静脉溶栓、动脉溶栓和动静脉联合溶栓治疗。

静脉溶栓是研究最充分、循证医学证据最多的，具有操作较简单、方便快捷的优点，但是由于静脉溶栓系全身给药，到达局部栓塞处药物浓度较低，再通率低，并发症状性出血比率较高，且受时间窗影响较大，故临床应用受到一定限制。

而随着影像学及微导管介入等技术的发展，动脉溶栓在临床得到更多的应用。动脉溶栓具有用药量小、溶栓效率高等优点，不仅能充分评估患者病变血管的情况，进行微导管超选择性溶栓，且在溶栓过程中可监测血栓溶解和再灌注情况，及时调整溶栓药物剂量，必要时还可用动脉导管直接干预或帮助溶解血栓，或辅以其他介入疗法，增加再通率、缩短再灌注时间，降低再梗死率和改善预后。对于发病 6 小时内的由 MCA 闭塞引起但不适合静脉 rtPA 治疗的重度卒中，动脉溶栓对于经过仔细选择的患者有益。但是动脉溶栓 rt-PA 的最佳剂量尚不确定。

目前对于动脉溶栓适应证及溶栓时间窗国内外尚无统一的意见，现在一般认同的溶栓治疗时间窗为前循环梗死为 6～8 小时，后循环梗死由于病程凶险，预后不佳，可放宽至 12 小时，甚至 24～36 小时。但是与静脉溶栓一样，在动脉溶栓治疗时，从发病到实现再灌注的时间越短，临床转归越好，因此应尽量减少治疗前的延误。需要注意的是动脉溶栓应该在能迅速完成脑血管造影、有相应资质的介入医生且经验丰富的卒中中心进行。目前临床常用的溶栓药物有重组组织型纤维酶原激活物和尿激酶。朱凤水等采用尿激酶动脉溶栓治疗颈内动脉闭塞血管再通率达 54.72%。2005 年《中国脑血管病防治指南》明确提出发病 6 小时内急性脑梗死患者，有适应证的推荐溶栓治疗，推荐药物为重组组织型纤维酶原激活物和尿激酶。目前国内主要应用尿激酶，虽然其出血的风险较重组组织型纤维酶原激活物高，但因其价格远较重组组织型纤维酶原激活物低，且溶栓效果较强，故目前被广泛采用。血管内其他治疗措施还包括球囊扩张术和血管内支架术、血管内取栓术、经颅超声波治疗等。

虽然有关动脉溶栓临床已有许多观察试验研究，其优点也被大多数人认同，但仍然缺乏大宗的临床多中心双盲对照试验。随着神经介入技术的普及，更多的血管内方法在临床开展研究应用，而动脉溶栓相比血管内其他疗法的不足也显现出来。相关的一系列问题也有待进一步探索。

六、急性缺血性卒中的一般治疗

安全和有效治疗缺血性卒中(尤其是在静脉或动脉血运重建后)的关键是尽快将患者收入医院。约 25% 的患者会在卒中发病最初 24～48 小时内出现神经功能恶化，此外还要预防神经系统或内科并发症。因此住院治疗的目的包括：①观察患者的病情变化，以便及时采取内科或外科干预；②通过观察和治疗，以减少静脉 rtPA 溶栓后出血并发症的发生；③实施改善卒中转归的内科或外科措施；④启动预防亚急性期并发症的措施；⑤启动预防卒中复发的长期治疗；⑥启动康复和支持治疗来促进神经功能康复。

对于怀疑肺炎或泌尿系感染的患者，应给予适当的抗生素治疗；对于卧床不动的患者，推荐皮下注射抗凝药物预防下肢静脉血栓形成；对于不能接受抗凝药进行下肢静脉血栓预防的患者，使用阿司匹林和使用间歇性外部加压装置治疗是合理的；推荐患者开始进食、饮水或口服药物之前进行吞咽功能评估；对于不能进食固体食物和液体的患者，应接受鼻胃管、鼻十二指肠管或经皮内镜下胃造口管来保证饮水和营养，若在鼻胃管与经皮内镜下胃造口管之间选择，首选鼻胃管鼻饲直至卒中发病后2～3周是合理的；由于存在导管相关性泌尿系感染的风险，因此不推荐常规留置膀胱导尿管。

由于重度梗死患者发生脑水肿和颅内压增高的风险很高，因此推荐在卒中发病后第一天对神经功能恶化的征象进行密切监测，并采取措施降低脑水肿风险。对于占位性小脑梗死，减压术能有效预防和治疗脑疝形成和脑干压迫。减压术治疗大脑半球恶性水肿有效并有可能挽救生命。由于缺乏临床证据并有可能增高感染并发症的风险，不推荐使用皮质类固醇治疗缺血性卒中后发生的脑水肿和颅内压增高。不推荐预防性应用抗惊厥药物。

第三节 急性缺血性卒中的抗栓治疗

一、抗血小板治疗

中国急性脑卒中试验（CAST研究）和国际脑卒中试验在大样本人群中研究脑卒中后48小时内口服阿司匹

林的疗效，结果均显示，阿司匹林可以降低随访期末的病死率和残疾率，轻度增加症状性颅内出血的风险，进一步联合分析显示阿司匹林治疗最重要的作用是可以降低再发卒中的风险。氯吡格雷或双嘧达莫在急性卒中治疗中的应用仅有有限的经验。当以 75mg/d 的剂量开始氯吡格雷治疗时，需要约 5 天才能达到抑制血小板聚集的最大效应。而 300～600mg 的单次大剂量氯吡格雷能迅速抑制血小板聚集。在给予负荷剂量的氯吡格雷后继以 75mg/d 维持已被用于急性心肌缺血患者的治疗。但是氯吡格雷治疗急性缺血性卒中的有效性尚不确定，尚需要更多研究，以评价急性缺血性卒中患者禁忌给予氯吡格雷的疗效。一项探索性研究在缺血性卒中或短暂性脑缺血患者发病 36 小时内给予 325mg 阿司匹林和 375mg 氯吡格雷，结果显示：这种联合用药是安全的，并能防止神经功能恶化。轻型脑梗死或 TIA 患者早期联用氯吡格雷与阿司匹林可能减少血管事件。目前普遍认为阿司匹林在急性缺血性脑卒中溶栓治疗 24 小时后可以使用，但是并不推荐在 24 小时内使用，同时也不能作为溶栓治疗的替代治疗方法。

对于不符合溶栓适应证且无禁忌证的缺血性脑卒中患者应在发病后尽早给予口服阿司匹林 150～300mg/d。急性期后可改为预防剂量（50～150mg/d）。溶栓治疗者，阿司匹林等抗血小板药物应在溶栓 24 小时后复查影像学检查无明确出血表现后开始使用。对不能耐受阿司匹林者，可考虑选用氯吡格雷等抗血小板治疗。

实际操作中，非溶栓患者一般尽早给予阿司匹林

300mg 每日 1 次性口服，可持续 2 周，改为阿司匹林 100mg 每日 1 次口服或氯吡格雷 75mg 每日 1 次口服。氯吡格雷在急性冠脉综合征中有使用指征，但在卒中急性期使用的大规模临床试验尚未完成。

对于缺血性卒中或 TIA 患者阿司匹林联合氯吡格雷治疗方面。氯吡格雷治疗急性非致残性脑血管事件高危人群的疗效研究（CHANCE 研究）是一项大型、多中心、随机、双盲临床试验提供了强有力的循证医学证据。研究结果显示轻型卒中或 TIA 患者在发病后 24 小时内给予联合应用氯吡格雷（起始剂量为 300mg，随后 75mg/d）与阿司匹林治疗 21 天，之后单独应用氯吡格雷（75mg/d）直到 90 天，比单独使用阿司匹林更能降低 90 天卒中发生风险，且并没有增加出血风险。该结论将为轻微脑血管病患者提供更为有效的治疗方案，使其发展为致残、致死的严重脑血管病的概率减少了 32%。

静脉应用的血小板糖蛋白 $Ⅱ_bⅢ_a$ 受体抑制药正在被考虑用于急性缺血性卒中的治疗，因为它可增高血管再通率和改善微循环。这类药物包括阿昔单抗、替罗非班、依替巴肽。虽然临床研究发现阿昔单抗治疗急性缺血性卒中会增高出血风险，但是替罗非班并不会增高出血性转化或脑实质出血发生率，而且能降低 5 个月的病死率。研究显示：替罗非班的药理学机制不同于阿昔单抗和依替巴肽，它的半衰期为 4～8 小时，停药 2 小时后血小板功能即可恢复正常，因此在出血并发症方面的安全性相对较好。

二、抗凝治疗

抗凝治疗的目的主要是防止缺血性卒中的早期复发、防止血栓的延长及防止堵塞远端的小血管继发血栓形成，促进侧支循环。卒中急性期抗凝治疗虽已应用50多年，但一直存在争议。关于抗凝药物选择，用药途径和方法，抗凝的强度以及治疗的时间等问题至今并无定论。

关于肝素在缺血性脑卒中早期的应用，仅有一个小样本研究得到了阳性的结果，3小时内进行肝素抗凝治疗组90天时疗效优于对照组，预后良好患者所占的比例分别是38.9%和28.6%，但症状性出血显著增加，两组分别是6.2%和1.4%。不论是和阿司匹林相比或是不同类别的肝素相比，低分子肝素抗凝治疗的相关研究基本上也未得出阳性结果，出血风险与阿司匹林相比有所增加。而Cochrane系统的荟萃分析（共23 748例患者）显示：无论采用何种类型的抗凝药物（普通肝素、低分子肝素、类肝素、口服抗凝剂和凝血酶抑制剂）在卒中早期进行抗凝治疗，总体来说均不能降低患者的病死率和残疾率，虽然缺血性脑卒中的复发率和肺栓塞、深静脉血栓的发生率有所降低，但相应的症状性颅内出血的风险有所增加。因此，目前公认的结论是，在急性脑卒中溶栓治疗后24小时内不应使用抗凝治疗。但是，在溶栓成功即血管开通的24小时以后，抗凝治疗可能有利于维持溶栓的效果。

对伴有同侧颈内动脉重度狭窄的缺血性卒中患者

进行紧急抗凝治疗的疗效尚未确定。不推荐以预防早期卒中复发、阻止神经功能恶化或改善卒中转归为目的对急性缺血性卒中患者进行紧急抗凝治疗。目前阿加曲班或其他凝血酶抑制药治疗急性缺血性卒中的疗效尚未确定，因此这些药物仅限于在临床试验中使用。不推荐在中重度卒中患者中因为非脑血管状况给予紧急抗凝治疗，因为会增高严重颅内出血并发症的风险。不推荐在静脉 rtPA 溶栓后 24 小时内开始抗凝治疗。

第四节 急性缺血性卒中的其他药物治疗

一、降纤

急性缺血性脑卒中患者往往伴有血浆纤维蛋白原的增加，因此，卒中急性期特别是在 12 小时内可选用降纤治疗，高纤维蛋白原血症的患者更应该积极降纤治疗。

目前临床中应用较多的降纤药物有：降纤酶、巴曲酶和安克洛酶，其他降纤制剂如蚓激酶、蕲蛇酶等临床也有应用。

降纤酶是蛇毒类凝血酶制剂中的一种，在临床中应用较为广泛，相关的临床试验多为小样本研究，较大样本的研究主要是全国降纤酶临床再评价研究协作组关于降纤酶的多中心前瞻性随机双盲对照试验，其先后评价了降纤酶的安全性和有效性以及在改变降纤酶治疗剂量和时限、缩短治疗时间窗后的疗效，结果显示，国产降纤酶可以在发病12小时内使用，6小时内使用效果更好，可改善神经功能，降低脑卒中的复发率，但总体出血风险和病死率稍有增加。一项多中心、随机、双盲、安慰剂平行对照研究同样提示巴曲酶治疗急性脑梗死是安全且有效的。而尿激酶和巴曲酶治疗早期急性脑梗死的疗效和安全性研究比较了150万IU尿激酶和不同剂量及给药时间的巴曲酶治疗发病6小时内脑梗死的效果，结果显示尿激酶和巴曲酶均可以改善部分患者神经功能评分，2小时内尿激酶平均改善NIHSS评分较快，但有波动，而巴曲酶效果较平缓而稳定。

二、扩容和扩张血管

有研究显示，急性缺血性脑卒中发生后很多因素如白细胞激活、红细胞聚集和其变形性的下降、纤维蛋白原增加都可以导致血液黏滞度增高，因此，通过扩容治疗理论上可以改善这种病理状态。但是，扩容的同时，虽然增加了局部血流，但是当血细胞比容小于30%时则会导致红细胞携氧能力下降，最终影响治疗效果。目前临床证据显示使用右旋糖酐、羟乙基淀粉或者白蛋白等扩容治疗并不能改善急性缺血性脑卒中患者卒中后3～6个月的预后，但是可能降低肺栓塞和下肢深静脉血栓的风险。目前尚无相关有力证据证明血管扩张剂可以改善急性缺血性脑卒中患者的临床预后。但是在全身低血压导致神经功能恶化的特殊情况下，医生可应用血管加压药来改善脑血流量。如果采用药物诱导高血压，推荐进行密切的神经功能和心脏监护。在获得进一步的确定性医疗证据之前，大剂量白蛋白治疗尚不能用于大多数急性缺血性卒中患者。目前应用机械装置或应用药物诱导高血压增加脑血流量在急性缺血性卒中治疗中的有效性尚未明确。不推荐在急性缺血性卒中患者中通过扩容进行稀释血液治疗。不推荐应用己酮可可碱等血管扩张药治疗急性缺血性卒中。

三、神经保护

神经保护治疗是指应用一种直接影响脑组织而非脑组织再灌注的疗法，来挽救仍然存活的缺血半暗带或延缓其形成梗死。在急性缺血性脑卒中的动物模型中，乳酸酸中毒、钙离子跨膜转移、自由基损伤和兴奋性神经递质如谷氨酸的作用等都参与了细胞生化水平的病理损伤。理论上，针对细胞损伤的神经保护药物可以减轻缺血及再灌注过程中的细胞损害，提高细胞对缺血缺氧的耐受性。

目前单一神经保护剂治疗急性卒中的试验都没有取得满意结果，从策略上讲，神经保护治疗与再灌注治疗结合起来才有前途。

许多细胞保护药物如钙拮抗剂、兴奋性氨基酸拮抗剂、神经节苷脂、NXY-059和镁剂等相关的临床试验均证实其改善卒中患者预后的疗效。由于一些药物的副作用无法耐受，其中仅有少数几个药物（包括抗氧化剂和自由基清除剂依达拉奉、细胞膜稳定剂胞磷胆碱以及神经营养和神经保护药物施普善）显示了部分疗效。目前神经保护治疗有说服力的循证证据还太欠缺，临床上使用脑保护剂应保持谨慎态度，并考虑卫生经济学因素。

四、中医中药

许多中成药在我国广泛用于治疗缺血性脑卒中。2007年华西医院一项关于中成药用于缺血性脑卒中的荟萃分析（共19 338例患者，21种药物）显示中成药能改善卒中患者的神经功能缺损。其中研究最多的药物是黄芪、参麦注射液、银杏叶、川芎嗪、丹参、血塞通、葛根素和刺五加，关于葛根素和参麦注射液的研究显示中成药并不能显著降低卒中患者的病死率或者改善巴氏指数评分，中成药主要的副作用是过敏反应、头疼、恶心、腹泻、腹痛、血压变化和皮下瘀斑等，总体来说副作用较轻，具有较好的安全性。目前尚没有有力的证据显示针刺治疗可以改善脑卒中患者的预后。

急性脑梗死后全身情况及并发症处理，如血压、血糖、呼吸道、脑水肿、脑疝等的处理。上面仅讲了对脑血管的处理，未提及急性期全身情况处理。

参考文献

1. 全国降纤酶临床再评价研究协作组．降纤酶治疗急性脑梗死的临床再评价—多中心前瞻性随机双盲对照研究．中华神经科杂志，2000，22(5)：329-333
2. 全国降纤酶临床再评价研究协作组．降纤酶治疗急性脑梗死临床再评价（Ⅱ）．中华神经科杂志，2005，38(1)：11-16
3. 陈清棠，赵玉宾，郑亚文，等．巴曲酶注射液（东菱迪芙，即东菱精纯克栓酶）治疗急性脑梗死的临床试验．中风与神经疾病杂志，2000，17

(1): 27-30

4. 黄一宁. 尿激酶和巴曲酶治疗早期急性脑梗死的疗效和安全性研究. 中华老年心脑血管病杂志, 2006, 8(2): 104-107
5. 张世洪, 刘鸣, 李林. 针刺治疗急性脑卒中随机或半随机对照试验的Cochrane系统评价. 中国临床康复, 2005, 9(9): 108-110
6. 中华医学会神经病学分会脑血管病学组急性缺血性脑卒中诊治指南撰写组. 中国急性缺血性脑卒中诊治指南2010. 中华神经科杂志, 2010, 43: 146-153
7. CAST (Chinese Acute Stroke Trial) Collaborative Group. CASTrandomized placebo-controlled trial of early aspirin use in20, 000 patients with acute ischaemic stroke. Lancet, 1997, 349: 1641-1649
8. International Stroke Trial Collaborative Group. The International Stroke Trial (IST): a randomised trial of aspirin, subcutaneous heparin, both, or neither among 19435 patients withacute ischaemic stroke. Lancet, 1997, 349: 1569-1581
9. Roden-Jullig A, Britton M. Effectiveness of heparin treatmentfor progressing ischaemic stroke: before and after study. J Intern Med, 2000, 248: 287-291
10. Chamorro A, Busse O, Obach V, et al.RAPID Investigators. The rapid anticoagulation prevents ischemic damage study in acute stroke: final results from the writing committee. CerebrovascDis, 2005, 19: 402-404
11. Camerlingo M, Salvi P, Belloni G, et al. Intravenous heparin started within the first 3 hours after onset of symptoms as a treatment for acute nonlacunar hemispheric cerebral infarctions. Stroke, 2005, 36: 2415-2420
12. Berge E, Abdelnoor M, NakstadPH, et al. Low molecular-weight heparin versus aspirin in patients with acute ischaemic stroke and atrial fibrillation: a double-blindrandomised study: Heparin in Acute Embolic Stroke Trial. Lancet, 2000, 355: 1205-1210
13. Dienser HC, Ringelstein EB, von Kummer R, et al. Therapy of Patients With Acute Stroke (TOPAS) Investigators. Treatment of acute ischemic stroke with the low-molecular-weight heparin certoparin: results of the TOPAS trial. Stroke, 2001, 32: 22-29

14. Bath PM, Lindenstrom E, Boysen G, et al.Tinzaparin in Acute Ischaemic Stroke (TAIST): a randomised aspirin-controlled trial. Lancet, 2001, 358: 702-710
15. Furlan AJ, Kanoti G. When is thrombolysis justified in patientswithacute ischemic stroke? A bioethical perspective. Stroke, 1997, 28: 214-218
16. Asplund K. Haemodilution for acute ischaemic stroke. Cochrane Database Syst Rev, 2002, 235 (1): 33-38
17. Mohr JP, Orgogozo JM, Harrison MJG, et al.Meta-analysis of oral nimodipine trials in acute ischemic stroke. Cerebro-vascDis, 1994, 4: 197-203
18. Lees KR, Zivin JA, Ashwood T, et al.Stroke-Acute Ischemic NXY Treatment (SAINT I) Trial Investi-gators. NXY-059 for acute ischemic stroke. N Engl J Med, 2006, 354: 588-600
19. Shuaib A, Lees KR, Lyden P, et al.SAINTⅡTrial Investi-gators. NXY-059 for the treatment of acute ischemic stroke. N Engl J Med, 2007, 357 (6): 562-71
20. LamplY, Gilad R, Geva D, et al.Intravenous admini-stration of magnesium sulfate in acute stroke: a randomized double-blind study. Clin Neuropharmacol, 2001, 24: 11-15
21. Effect of a novel free radical scavenger, edaravone (MCI-186), onacute brain infarction.Randomized, placebo-controlled, double-blind study at multicenters. CerebrovascDis, 2003, 15: 222-229
22. Davalos A, Castillo J, Alvarez-Sabin J, et al.Oral citicoline in acute ischemic stroke: an individual patient data pooling analysis of clinical trials. Stroke, 2002, 33: 2850-2857
23. Ladurner G, Kalvach P, Moessler H.Cerebrolysin Study Group. Neuroprotective treatment with cerebrolysin in patients with acutestroke: a randomised controlled trial. J Neural Transm, 2005, 112: 415-428
24. Wu B, Liu M, Liu H, et al.Meta-analysis of traditional Chinese patent medicine for ischemic stroke. Stroke, 2007, 38 (6): 1973-1979
25. Chao JX, Ye M. Clinical study on Purerain for acute ischemic stroke. Guangdong Med J, 2004, 14: 38-39
26. Wang Y, Zou QY. Shenmai injection for cerebral infarction. ChinTraditional

Med Liaoning，2002，29：333

27. Jauch EC，Saver JL，Adams HP Jr.，et al. Guidelines for the early management of patients with acute ischemic stroke：A guideline for healthcare professionals from the american heart association/american stroke association. Stroke，2013，44：870-947

第四章 缺血性脑卒中的二级预防用药

第一节 缺血性脑卒中二级预防中的抗栓治疗

一、非心源性缺血性脑卒中/TIA的抗栓治疗

非心源性缺血性脑卒中/TIA是指由于动脉粥样硬化、小动脉闭塞、其他少见病因等导致的缺血性脑卒中和TIA。

（一）短暂性脑缺血发作（TIA）

短暂性脑缺血发作（transient ischemic attack，TIA）2009年的最新定义是：因局灶性缺血导致的短暂的神经功能缺损，不伴有永久的脑梗死。一直以来，TIA都被认为是缺血性脑卒中的重要前兆。

1. 流行病学及诊疗现状　流行病学调查显示TIA初次发作后50%的患者将再次发作，且在1周内、1个月内、1年内及5年内发生卒中的概率分别为5%、10%、20%、35%，由此可见，积极治疗TIA能有效地预防缺血性卒中的发生。在我国，目前对TIA的处理现状仍不容乐观：医患的不重视、医疗资源的限制等原因使得TIA患者未能在短时间内得到积极有效的干预。当患者最终

以脑卒中收住入院时则会面临住院难、住院贵、预后差的问题，长此以往，将会导致不断加重的恶性循环。

2. 诊疗建议 在国外，TIA 的重要性越来越得到重视，越来越多的医疗工作者开始关注 TIA 的诊治，美国卒中学会 2006 年 TIA 诊治指南中提出了 TIA 患者住院治疗的要求：①初发 TIA 患者应在 24～48 小时内住院治疗（4 级）；②病程在 1 周以内的 TIA 患者应及时住院治疗（4 级）。已收入院的患者应全面进行评估，根据 TIA 发病机制（血流动力学紊乱、微栓塞型、血管痉挛、血液成分异常）等进行相应的干预。在 2011 年，国际卒中协会发表了一篇关于系统性诊治 TIA 的推荐文章，此篇文章首先建议将 TIA 进行一个初筛分类，将患者根据危险程度分类，对需要紧急进行处理的患者进行迅速有效的治疗。对所有 TIA 患者均需接受系统规范的、及时的、由专家组成的医疗团队的干预，只有这样才能保证及时有效地防治卒中的发生，而危险分层的概念也保证了有效的医疗资源用于最急需的人群。

综上所述，当 TIA 患者于门急诊就诊时，我们应迅速地完善病史采集、体格检查及必要的辅助检查，对就诊患者进行迅速有效的初筛。美国卒中协会推荐的筛查标准主要包括 $ABCD^2$ 评分及 DWI。若患者 $ABCD^2$ 评分≥3 分，或 DWI 提示急性缺血改变，那此患者即是卒中高危人群，需接受及时且积极的处理。然后，所有患者需接受一系列检查，包括：血液学化验、影像学检查及心脏相关检查，完善上述基础检查，有助于查找病因，更好地对因治疗。对于病因明确患者，应及时进行病因方面治疗，同时完善脑卒中的二级预防，减少或防止卒中的发生。

3. 展望 卒中防治“关口前移”概念的提出要求我们重视 TIA 发作，根据发病机制给予积极诊疗：

（1）血流动力学紊乱患者完善颈部血管彩超、DSA 等检查，若确定狭窄>70%，可行 CEA 或支架术；

（2）为微栓子所致，同样需完善颈部血管彩超、超声心动图进一步确定斑块来源；

（3）同时也需完善血液学检查，除外血液异常原因所致的可能性；

（4）对 TIA 发作后病情完全恢复的患者，要积极完善脑卒中的二级预防治疗，抗栓治疗、针对危险因素进行控制血压、降脂、控制血糖等方面的治疗，此部分内容将在下面的章节中进一步介绍。

（二）抗血小板药物

目前临床中用于预防脑卒中或 TIA 患者血管事件的抗血小板药物包括阿司匹林、双嘧达莫和氯吡格雷等。抗血小板治疗可以显著降低既往有卒中或 TIA 病史患者再发严重血管事件（包括脑卒中、心肌梗死和死亡事件）的风险。

1. 阿司匹林 关于阿司匹林用于卒中二级预防相关对照试验的荟萃分析显示，阿司匹林可以使卒中风险下降 15%，这种受益并不因为剂量（50～1500mg）的不同而有所差异，也即小剂量和大剂量阿司匹林在预防血管事件的效果上基本相似。但是值得注意的是，其剂量越大、用药时间越长，相应的出血风险也越高。

2. 氯吡格雷 氯吡格雷用于脑卒中二级预防的研究（CAPRIE 研究和 PRoFESS 研究）显示，氯吡格雷与阿司匹林单药和阿司匹林 + 双嘧达莫相比，主要终点事件（包括缺血性脑卒中、心肌梗死和血管性死亡）的风险均有所下降，但是并没有显著性差异。但是较之阿司匹林，接受氯吡格雷治疗的患者虽然没有更多的中性粒细胞减少症，但是有血栓性血小板减少性紫癜的报道。同时，氯吡格雷还存在与 PPI 联合应用时效用下降以及有些患者是慢代谢型的问题。

3. 双嘧达莫 双嘧达莫可以抑制磷酸二酯酶的活性，增强依前列醇（前列环素）相关的对于血小板聚集的抑制作用，较之安慰剂可以减少血管性事件的发生率，但是并不能减少相关死亡事件的发生率，目前并没有临床试验表明双嘧达莫在预防血管事件发生方面其效果优于阿司匹林。

4. 双嘧达莫和阿司匹林联用 在脑卒中或者 TIA 患者中双嘧达莫与阿司匹林联合应用的研究（ESP-1 研究、ESPS-2 研究、ESPRIT 研究和 PRoFESS 研究）表明：这两种药物联合使用在脑卒中的二级预防中虽然和阿司匹林单药使用一样能够降低血管性死亡、脑卒中或心肌梗死的风险，但是患者往往不能耐受其副作用，脱落的比率很高，最主要的副作用就是头痛，同时出血风险也显著高于氯吡格雷。

5. 氯吡格雷和阿司匹林联用 MATCH 研究评价了氯吡格雷 75mg+ 阿司匹林 75mg 联用与氯吡格雷 75mg 单药治疗在卒中二级预防中的作用。7599 例患者随访了3.5年后，主要终点事件（缺血性脑卒中、心肌梗死、血管性死亡、再住院率和周围血管缺血性事件）和任何次要终点在两组患者中的发生率并无显著差异，但是出血风险却有所增加，致命性出血事件的增加达到1.3%。另外两个相关的研究（CHARISMA研究和FASTER研究）也没有得出有益结果。因此，虽然研究表明，阿司匹林和氯吡格雷联合应用在曾发生急性冠脉事件或急性冠状动脉支架植入术的患者中能够降低血管事件风险，但是可能却并不适用于脑卒中的患者。2013年发表在新英格兰杂志上的氯吡格雷治疗急性非致残性脑血管事件高危人群的疗效研究（CHANCE研究），结果显示轻型卒中或TIA患者在发病后24小时内给予联合应用氯吡格雷（起始剂量为300mg，随后75mg/d）与阿司匹林治疗21天，之后单独应用氯吡格雷（75mg/d）直到90天，比单独使用阿司匹林更能降低90天卒中发生风险，且并没有增加出血风险。该结论将为轻微脑血管病患者提供更为有效的治疗方案，使其发展为致残、致死的严重脑血管病的概率减少了32%。在2014年美国卒中二级预防指南中给予推荐改写了国际指南。

6. 新型抗血小板药物　目前新型的抗血小板药物主要包括三氟柳和西洛他唑。并没有有力的证据显示其在预防再发脑卒中方面的确切疗效。但有研究表明，三氟柳的出血事件显著低于阿司匹林，而西洛他唑相关研究（CASISP研究）显示，西洛他唑组患者的脑卒中复发率要低于阿司匹林组，但是并没有显著差异。

综合上述研究，在选择抗血小板治疗时，阿司匹林和双嘧达莫联合应用可能在预防再发卒中，减少心血管和死亡事件以及主要出血事件方面较之阿司匹林单药更为有效。但两者联合使用因其头痛的副作用使其耐受性下降，这时可以使用阿司匹林单药或者氯吡格雷治疗。而氯吡格雷和阿司匹林联合应用可能适用于存在急性冠脉综合征或者近期进行血管支架治疗的患者。

推荐意见：

（1）对于非心源性缺血性卒中和 TIA，推荐抗血小板治疗而非口服抗凝治疗，以降低卒中复发和其他心血管事件的风险（Ⅰ类推荐，A 级证据）。

（2）为了预防未来发生卒中，对于缺血性卒中和 TIA 患者，推荐阿司匹林（50～325mg/d）单药（Ⅰ类推荐，A 级证据）或者阿司匹林 25mg 联合缓释双嘧达莫 200mg（2 次 / 日）（Ⅰ类推荐，B 级证据）作为起始治疗。

（3）氯吡格雷（75mg）单药治疗替代阿司匹林或者阿司匹林联合双嘧达莫，是二级预防的合理选择（Ⅱa 类推荐，B 级证据）。这条推荐也适合于对阿司匹林过敏的患者。

（4）基于 CHANCE 试验，对于我国的高危 TIA（ABCD2 评分≥4 或者轻型卒中（NIHSS≤3）患者，推荐双重抗血小板而不是单用阿司匹林。用法：氯吡格雷（首剂 300mg，之后每日 75mg）联合阿司匹林（首剂 75～300mg，之后 75～81mg/d）21 天，之后单用氯吡格雷（75mg/d）至少 90 天（Ⅱb 类推荐，B 级证据）治疗应该在发病 24 小时内开始。

（5）抗血小板药的选择应该依据患者危险因素，花费，耐受性，药物已知疗效，及其他临床特点，个体化选择（Ⅰ类推荐，C级证据）。

（6）对于轻型卒中和TIA，发病几天或几年后联合阿司匹林和氯吡格雷抗血小板治疗，并持续用药2～3年，比单药增加出血风险，不推荐作为缺血性卒中和TIA长期二级预防的常规选择（Ⅲ类推荐，A级证据）。

（7）对于服用阿司匹林期间发生缺血性卒中和TIA的患者，没有证据表明增加阿司匹林剂量可以有额外获益。尽管经常考虑换用其他抗血小板药物，但是对于服用阿司匹林期间发病的患者，尚缺乏单药和联合用药的充分研究（Ⅱb类推荐，C级证据）。

（三）口服抗凝药

WARSS研究入组2206例非心源性缺血性脑卒中患者，随机接受华法林（INR：1.4～2.8）和阿司匹林（325mg/d）治疗，结果两组患者再发卒中或者死亡事件的发生率并没有显著性差异（17.8%～16%），华法林组的出血事件也没有显著增加。WASID研究则是在颅内狭窄患者中进行了类似研究，结果基本相同，但是出血事件有所增加。

SPRIT研究由于华法林组目标INR较高导致了明显的出血事件而提前终止。而改变方案后ESPRIT研究比较中等强度口服抗凝治疗（目标INR：2.0～3.0）和阿司匹林单药（30～325mg/d）或者阿司匹林和缓释双嘧达莫200mg每日2次联合应用在预防再发卒中方面的作用，平均随访4.6年，平均INR为2.57，其中华法林治疗导致了出血事件风险的明显增高，但是缺血事件较之阿司匹林单药治疗组有所减少。

因此，总结上述研究，非心源性缺血性脑卒中患者口服抗凝药物的效果并不优于阿司匹林，且增加出血的风险。

推荐意见：

对于存在缺血性卒中或TIA，房颤和冠心病病史的患者，仍不能确定抗血小板药物联合VKA对于减少缺血性心脑血管事件的作用（Ⅱb类推荐，C级证据）。不稳定心绞痛和冠脉支架时是可以使用双重抗血小板（VKA）的特定情况。

二、心源性脑栓塞的抗栓治疗

缺血性脑卒中的患者中大约有20%是心源性脑栓塞，其中有一半患者有非瓣膜病相关的房颤病史，有1/4有心脏瓣膜病，左室附壁血栓占到了1/3。

（一）心房颤动

不论是持续性房颤还是阵发性房颤都是首发和再发卒中的危险因素，并且随着年龄增长，房颤的发病率逐渐增加，是老年患者中心律失常的首要原因。有卒中病史的房颤患者再发卒中的风险要比其他房颤患者首发卒中的风险高2.5倍，同时合并高龄、近期充血性心力衰竭、高血压、糖尿病和先期血栓栓塞事件的患者卒中风险也会相应增加。

中国人群华法林与阿司匹林预防非瓣膜性心房颤动患者血栓栓塞的相关研究结果表明：华法林较之阿司匹林可以显著降低国人非瓣膜性房颤患者脑卒中等血管

事件的发生率，但华法林组出血的发生率高于阿司匹林组，但多数出血并发症发生在INR>3.0时。而房颤患者华法林抗凝目标INR值应在2.0～3.0之间，在此范围内调整剂量华法林是安全有效的，房颤患者华法林抗凝目标INR值应避免低于1.5或高于3.0。

阿司匹林也可用于房颤患者的卒中预防。研究证明与安慰剂相比，阿司匹林可使房颤患者卒中的相对风险下降21%，权衡有效性和安全性，其推荐剂量为75～100mg。EAFT研究证明对于近期有TIA或者小卒中病史的患者来说抗凝治疗优于使用阿司匹林抗血小板治疗。因此，阿司匹林只作为患者有明确维生素K拮抗剂治疗禁忌证时的替代治疗方法。

目前还没有试验证明在抗凝治疗的基础上加用抗血小板治疗可以进一步降低卒中或者心肌梗死的风险，但有研究显示其出血风险会有明显增加，尤其在INR大于4.0时脑出血风险有显著性的增加。

关于氯吡格雷联合阿司匹林治疗相对于华法林在预防房颤患者卒中风险方面的有效性和安全性，ACTIVE先期试验ACTIVE W研究结果显示：华法林组比氯吡格雷和阿司匹林双重抗血小板组主要终点事件（脑卒中、心肌梗死、栓塞和血管性死亡）的发生率显著降低。对于不能或不愿意接受华法林口服抗凝治疗的患者，ACTIVE二期研究ACTIVE A研究比较了氯吡格雷联合阿司匹林和阿司匹林单药应用于房颤患者的作用，结果两组脑卒中发生率分别是2.4%和3.3%，主要出血事件的发生率分别是2.0%和1.3%，但是致命性出血和出血性脑卒中并没有显著升高。

但是华法林会受到多种因素包括饮食和药物的影响，需要密切监测 INR 并适时进行调整，这些因素都限制了华法林的应用。所以新的抗凝药例如直接凝血酶抑制剂和Xa 因子的抑制剂被作为可能替换华法林的药物。RE-LY 研究入选多于 18 000 例的房颤患者，随机给予达比加群 150mg 每日 2 次，或者华法林治疗，结果显示达比加群可以使卒中或者系统性的血栓事件稍减少，出血风险相似，试验过程中，除了心肌梗死的发生率稍有增加外（华法林：0.53%，达比加群：0.74%），达比加群并无其他明显副作用。

至于房颤患者在卒中或 TIA 后何时开始抗凝治疗比较合适，目前并无相关证据，但是在出现大面积梗死、广泛出血或者未控制的高血压时，治疗可以向后推移。

如果患者在口服抗凝药时需要进行外科手术，则应该暂时中断抗凝治疗，以低分子量肝素进行替代治疗，这主要适用于高危患者（3 个月内的卒中或者 TIA，CHADS2 评分在 5～6 分，或者人工瓣膜或风湿性瓣膜病的患者）。

推荐意见：

（1）对于无其他明确病因的急性缺血性卒中或 TIA 患者，建议在发病 6 个月之内对其进行为期 1 个月左右的心律监测，已明确是否存在房颤（Ⅱa 类推荐，C 级证据）。

（2）对于伴有阵发性或永久性非瓣膜性房颤的卒中患者，华法林（Ⅰ类推荐，A 级证据）、阿哌沙班（Ⅰ类推荐，A 级证据）与达比加群（Ⅰ类推荐，B 级证据）均可用于预防卒中复发。应根据患者所存在的危险因素、药品价格、耐受性、患者意愿、可能存在的药物相互作用以及其他临床特征（肾功能、既往 INR 控制情况）选择适宜的抗凝药物。

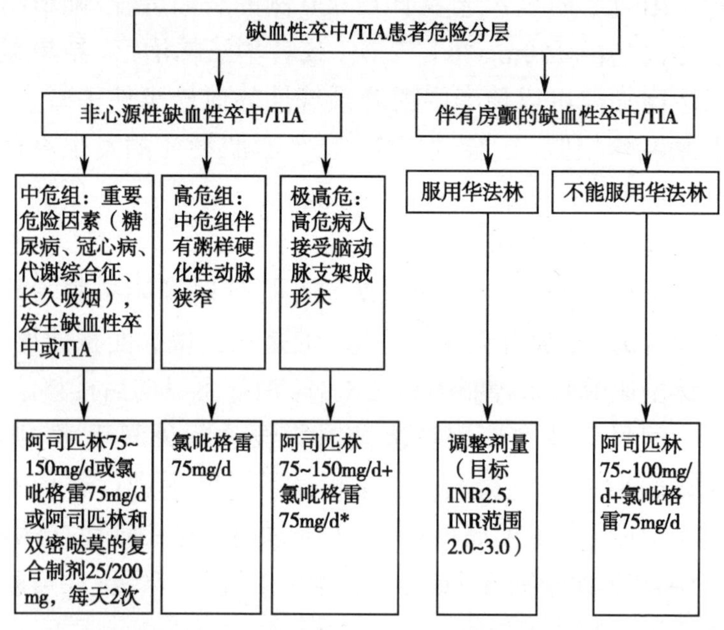

图 4-1 缺血性脑卒中 /TIA 患者的抗栓治疗

* 脑动脉支架植入术者，首次给予氯吡格雷 300mg；此后（75mg/d）联合阿司匹林（75～150mg/d）治疗，治疗 30 天后，改为单用氯吡格雷（75mg/d）9～12 个月。经重新评估风险后，决定下一步抗血小板药物的选择

注意事项：

（1）用药前检查血小板及凝血功能。

（2）服用阿司匹林出现过敏或既往阿司匹林治疗失败的患者，使用氯吡格雷（75mg/d）。

（3）有中高度出血并发症危险的患者，建议使用低剂量阿司匹林，50～100mg/d。

（4）轻度皮肤黏膜及消化道活动性出血，出血停止1周后根据临床情况调整用药。

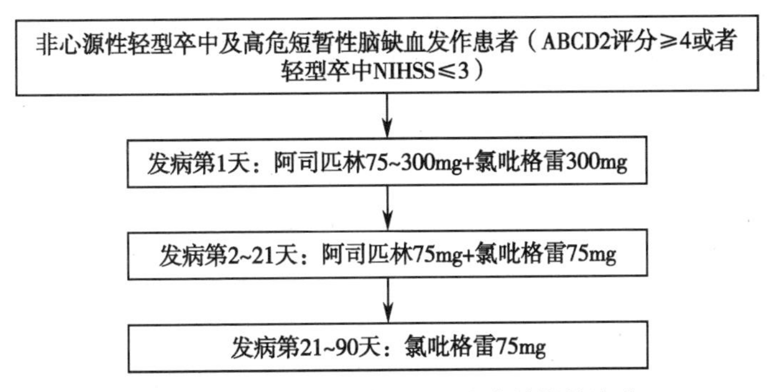

图 4-2　轻型卒中及高危 TIA 患者的抗栓治疗

（二）急性心肌梗死和左室血栓

急性前壁心肌梗死尤其是包含左室心尖部梗死患者，如未进行有效的再灌注治疗和抗凝治疗，其中大约10% 的患者会发生有临床症状的脑梗死。而急性心肌梗死合并脑卒中的患者再发心脑血管事件的风险极高。抗凝治疗可以减少左室血栓的发生率。高危患者往往还具有下列特点：高血压、高龄、心房颤动、慢性左室功能不全和其他类型的扩张性心肌病。

ACC/AHA 推荐对于 ST 段抬高的心肌梗死患者尽早使用阿司匹林抗血小板治疗，对于不能使用阿司匹林的患者使用氯吡格雷或者华法林抗栓治疗。有研究显示对急性前壁和下壁心肌梗死的患者在肝素治疗后继续华法林抗凝治疗可以使脑卒中的发生率从 3% 降至1%。

推荐意见：

（1）STEMI合并CHADS2评分≥2的AF患者、心脏机械瓣膜、静脉血栓或高凝状态，应给予VKA进行抗凝治疗（Ⅰ类推荐，C级证据）。

（2）STEMI伴无症状性左室附壁血栓形成的患者应接受VKA治疗3个月（Ⅱa类推荐，C级证据）。

（3）出现心尖部运动不良或反向运动，可考虑给予抗凝治疗（Ⅱb类推荐，C级证据）。

（三）心肌病和心力衰竭

扩张性心肌病患者由于心房心室扩大，射血分数下降，常常合并心腔内附壁血栓。有研究表明，大约10%的缺血性脑卒中患者左室射血分数≤30%。WATCH研究是第一个华法林用于心力衰竭患者的随机试验，由于没有足够的统计学效力支持而提前终止。正在进行的WARCEF研究在心力衰竭（LVEF≤35%，无房颤病史）、人工机械瓣膜或者有其他抗凝适应证的患者中，比较华法林和阿司匹林在预防脑卒中方面的作用。

推荐意见：

（1）窦性心律的缺血性卒中或TIA患者，有超声心动图或其他影像学技术证实的左房或左室血栓，建议VKA治疗≥3个月（Ⅰ类推荐，C级证据）。

（2）机械性LVAD缺血性卒中或TIA患者，在没有严重出血禁忌证时可应用VKA治疗（INR靶目标值2.5，范围2.0～3.0）（Ⅱa类推荐，C级证据）。

（四）瓣膜性心脏病

1. 风湿性二尖瓣疾病 研究显示，存在栓塞事件病史的风湿性二尖瓣疾病患者多会再发血栓栓塞事件，其中大部分集中在6个月之内，而二尖瓣成形术并不能减少血栓栓塞的风险，因此，针对这部分患者进行抗凝治疗是非常必要的。观察性研究显示长期的抗凝治疗可以有效地降低风湿性二尖瓣疾病的系统血栓事件，长期的抗凝治疗可能使左心房血栓消失。

推荐意见：

（1）风湿性二尖瓣病变和心房颤动的缺血性脑卒中和TIA患者，推荐长期华法林抗凝治疗（INR靶目标值2.5，范围2.0～3.0）（Ⅰ类推荐，A级证据）。不建议在抗凝的基础上加用抗血小板药物以避免增加出血性并发症的风险（Ⅲ类推荐，C级证据）。

（2）风湿性二尖瓣疾病，没有AF或导致症状的其他原因（如颈动脉狭窄）的缺血性卒中或TIA患者，可考虑长期VKA治疗替代抗血小板治疗，（INR靶目标值2.5，范围2.0～3.0）（Ⅱb类推荐，C级证据）。

（3）风湿性二尖瓣疾病患者，在应用充分的VKA治疗时出现缺血性卒中或TIA的患者，考虑加用抗血小板治疗（Ⅱb级建议，C级证据）。

2. 二尖瓣脱垂 目前尚无随机临床试验关注抗血小板和抗凝治疗在有脑卒中或者TIA病史的二尖瓣脱垂（mitral valve prolapse，MVP）患者预防脑卒中的疗效和安全性。

3. 二尖瓣瓣环钙化 二尖瓣瓣环钙化（mitral

annular calcification，MAC）可以导致明显的二尖瓣反流，很少导致二尖瓣狭窄。除了血栓栓塞风险以外，二尖瓣钙化瓣环上的纤维钙化组织也会成为栓子的一种来源。研究显示：MAC是脑卒中的重要的危险因素。目前没有临床试验评估在MAC合并TIA或者卒中的患者中使用抗栓治疗的安全性和有效性。

4. 主动脉瓣疾病　主动脉瓣疾病患者可由于微血栓或钙化栓子导致临床中的系统性栓塞事件，这些患者往往合并房颤或者二尖瓣疾病。目前尚无合并脑卒中的主动脉瓣疾病患者的相关临床试验。

推荐意见：

（1）对于有缺血性脑卒中和TIA病史的二尖瓣脱垂患者，可采用抗血小板治疗（Ⅰ类推荐，C级证据）。

（2）对于有缺血性脑卒中和TIA病史伴有二尖瓣关闭不全、心房颤动和左心房血栓者建议使用华法林治疗（Ⅰ类推荐，C级证据）。

（3）原发性主动脉瓣病变、二尖瓣脱垂或二尖瓣瓣环钙化的缺血性卒中或TIA患者，没有AF或其他抗凝适应证，建议应用抗血小板治疗（Ⅰ类建议，C级证据）。

5. 人工心脏瓣膜　研究显示，针对人工心脏瓣膜植入后的患者采用华法林抗凝治疗较之抗血小板治疗可以更显著降低每人每年血栓栓塞的风险（抗血小板组：8%～10%；抗凝治疗组：2%），但是华法林组出血的风险会有所增高。在华法林治疗的基础之上加用双嘧达莫可以降低人工瓣膜植入患者系统性血栓栓塞事件的风险。另有研究证明华法林(INR 3.0～4.5)联合阿司匹林(100mg/d)可以增加华法林单药的效果，降低全因死亡、心血管死亡和卒中的风险，同时会有小的出血事件增加，但是大的出血事件等并没有显著性增加。目前还没有针对脑卒中二级预防的相关研究。生物瓣的血栓事件要少于机械瓣。

推荐意见：

(1) 所有机械瓣置换的缺血性脑卒中和TIA患者，采用长期华法林抗凝治疗，目标INR控制在主动脉瓣2.0～3.0(Ⅰ类推荐，B级证据)，二尖瓣或二尖瓣联合主动脉瓣2.5～3.5(Ⅱ类推荐，C级证据)。

(2) 机械性心脏瓣膜，已使用抗凝药物INR达到目标值的患者，仍出现缺血性脑卒中或TIA发作，权衡出血风险的基础上可加用阿司匹林治疗(Ⅰ类推荐，B级证据)。

(3) 生物瓣二尖瓣或主动脉瓣，植入前有缺血性卒中或TIA病史，瓣膜植入3～6个月后没有其他抗凝治疗适应证的患者，阿司匹林75～100mg/d长期治疗优于长期抗凝治疗(Ⅰ类推荐，C级证据)。

(4) 生物瓣二尖瓣或主动脉瓣置换术3～6个月后，充分抗血小板治疗基础上出现TIA、缺血性卒中或体循环栓塞，考虑加用VKA治疗，INR靶目标值2.5(范围2.0～3.0)(Ⅱa类推荐，C级证据)。

三、其他特殊情况下卒中患者的抗栓治疗

见表4-1。

表 4-1 其他特定情况下卒中患者抗栓治疗建议

危险因素	建议 / 类型 / 证据水平
动脉夹层	1. 无抗凝治疗禁忌证的颅外颈动脉或椎动脉夹层的缺血性脑卒中或 TIA 患者，首先选择静脉肝素治疗，维持 APTT 在 50～70 秒，或低分子肝素治疗，至少维持 3～6 个月，如果随访 6 个月后仍然存在动脉夹层，需要更换为抗血小板药物长期治疗 2. 存在抗凝禁忌证的患者，可以使用抗血小板治疗 3～6 个月，如果随访 6 个月后仍然存在动脉夹层，需要长期抗血小板治疗 3. 对于有颅外颈动脉或椎动脉夹层的缺血性脑卒中或 TIA 患者，如果使用最佳药物治疗但仍出现再发脑缺血事件，可以考虑血管内支架治疗，如果血管内治疗失败，或不具有血管内治疗指征，可以考虑手术治疗
卵圆孔未闭	1. 不明原因的缺血性脑卒中和 TIA 患者应该进行卵圆孔未闭的筛查 2. 对于有卵圆孔未闭的缺血性脑卒中或 TIA 患者，可以使用抗血小板治疗。如果存在其他存在抗凝治疗指征的情况（深静脉血栓形成、房颤、高凝状态等），可以使用华法林治疗 3. 经过充分治疗仍发生缺血性脑卒中的患者，可以选择卵圆孔未闭封堵术
遗传性易栓症	1. 动脉性缺血性脑卒中或 TIA 患者，如有证实的遗传性易栓症，应当进行深静脉血栓形成评估，这是在临床和血液学情况基础之上进行短期或长期抗凝治疗的指征 2. 应当充分评估患者卒中的可能机制。动脉性缺血性脑卒中或 TIA 患者，如果有证实的遗传性易栓症，而不存在静脉血栓形成，可以使用抗凝或抗血小板治疗 3. 遗传性易栓症患者，如有自发性脑静脉血栓形成和（或）有再发血栓事件史，可能具有长期抗凝指征
抗磷脂抗体	1. 对于存在抗磷脂抗体的隐源性缺血性脑卒中或 TIA 患者，可以使用抗血小板治疗 2. 对于符合抗磷脂抗体综合征标准的缺血性脑卒中或 TIA 患者，可以使用口服抗凝治疗

续表

危险因素	建议/类型/证据水平
镰状细胞病	1. 对于有镰状细胞病的缺血性脑卒中或TIA成人患者，以上所述有关控制危险因素及使用抗血小板药物的常规治疗建议是合理的 2. 为预防脑缺血事件复发，可以考虑对有镰状细胞病的患者进行其他治疗，包括定期输血以将血红蛋白S降低至<总血红蛋白的30%～50%、羟基脲或对严重闭塞性疾病进行手术
脑静脉窦血栓形成	1. 对于急性脑静脉血栓形成患者，抗凝治疗可能有效 2. 鉴于尚无试验数据能够确定对急性脑静脉窦血栓形成的患者进行抗凝治疗的最佳疗程，注射抗凝药物至少3个月，可以随后进行抗血小板治疗
Fabry病	1. 对于有Fabry病的缺血性脑卒中或TIA患者，推荐进行α-半乳糖苷酶替代疗法 2. 上述其他卒中二级预防措施也适用于有Fabry病的缺血性脑卒中或TIA患者
妊娠	1. 对于有高危血栓栓塞状态如高凝状态或人工心脏瓣膜植入的缺血性脑卒中或TIA的妊娠患者，可以考虑以下用药方案：在妊娠期间调整普通肝素剂量，例如皮下注射，每12小时监测APTT一次；在妊娠期间调整低分子肝素剂量，监测抗Xa因子；或使用普通肝素（低分子肝素）直到第13周，随后使用华法林直到妊娠末3个月中期，然后重新使用普通肝素（低分子肝素）直到分娩 2. 若不存在高危血栓栓塞状态，妊娠卒中或TIA患者可以考虑在妊娠前3个月使用普通肝素（低分子肝素），在随后的妊娠期间使用低剂量阿司匹林
绝经后激素替代治疗	对于女性缺血性脑卒中或TIA患者，不推荐进行绝经后激素治疗（雌激素加或不加孕激素）
颅内出血后使用抗凝剂	1. 对于出现脑出血、蛛网膜下腔出血或硬膜下出血的患者，在急性期停止使用所有抗凝药物和抗血小板药物至少1～2周并立即使用新鲜冰冻血浆或凝血酶原复合物和维生素K纠正华法林的作用是合理的 2. 应使用硫酸精蛋白对抗肝素相关脑出血，使用剂量取决于肝素治疗停止的时间（新建议）

续表

危险因素	建议/类型/证据水平
颅内出血后使用抗凝剂	3. 抗栓治疗相关脑出血发生后是否应再次开始抗栓治疗取决于随后发生动脉或静脉血栓栓塞的风险、脑出血复发风险和患者的总体情况 对于脑梗死发生风险较低的患者(例如既往无缺血性脑卒中的房颤患者)和淀粉样血管病风险较高的患者(例如脑叶出血的老年患者)或整体神经功能非常差的患者,可以考虑使用抗血小板药物预防缺血性脑卒中 对于具有较高血栓栓塞风险考虑再次使用华法林的患者,可以在最初脑出血发生后7～10天内重新启用华法林治疗 4. 对于出血性脑梗死患者,根据患者的特定临床情况以及潜在的抗凝治疗指征,可以继续使用抗凝治疗

第二节 缺血性卒中二级预防中危险因素的药物治疗

一、缺血性脑卒中/TIA的降压治疗

(一) 概述

国内外几乎所有研究均证实,高血压是脑出血和脑梗死最重要的危险因素。脑卒中发病率、病死率的上升与血压升高有着十分密切的关系。这种关系是一种直接的、持续的、并且是独立的。近年研究表明,老年人单纯收缩期高血压(收缩压≥160mmHg,舒张压<90mmHg)是脑卒中的重要危险因素。国内有研究显示:在控制了其他危险因素后,收缩压每升高10mmHg,脑卒中发病的相对危险增加49%,舒张压每增加

5mmHg，脑卒中发病的相对危险增加46%。控制高血压可明显减少脑卒中，同时也有助于预防或减少其他靶器官损害。

尽管近年来我国已开始重视对高血压的防治，特别是在宣传教育方面做了大量的工作，但总体情况尚无显著改善，仍与发达国家差距较大，美国2000年高血压患者知晓率、服药率和控制率分别是70%，59%和34%，而2002年我国的水平分别是30.2%，24.7%和6.1%，较之美国仍处于较低水平，有待于采取更加积极合理的对策，进一步加大健康教育和干预管理力度，使上述指标尽快得到提高。

（二）高血压的治疗策略

对于高血压患者的降压问题，神经内科与心内科之间的看法是“求大同存小异”。心、脑血管的解剖结构和功能存在诸多差异，控制高血压的措施也就有一定区别。心内科医生往往强调降压达标的重要性，而神经内科医生可能更多地要考虑降压速度和幅度对脑部的影响，如伴颈动脉狭窄的高血压患者的降压就不宜过快过猛，对于缺血性脑卒中急性期患者降压治疗更要谨慎，防止血压过低导致脑灌注不足，加重脑部缺血缺氧。“管理血压”的说法可能更符合心脑血管专家联手治疗高血压的临床实际。

在脑卒中的一级预防中，高血压的治疗目标主要是提高控制率，以减少脑卒中等并发症的发生。患者收缩压与舒张压的达标同等重要，且重点应放在收缩压的达标上。当血压水平<140/90mmHg时可明显减少脑卒中

的发生。有糖尿病和肾病的高血压患者，降压目标应更低一些，以<130/80mmHg 为宜。长期有效控制血压，同样能显著减少心脑血管并发症的发生。

与脑卒中的一级预防不同，急性脑卒中是否采用降压治疗，血压应降至什么程度以及采取什么措施，仍需进一步大型随机临床试验加以评估。

我国长期随访研究结果提示，脑血管病患者基础及治疗后血压平均水平与脑卒中再发有关。血压水平较高者脑卒中再发率高。目前研究表明：脑卒中无论是初发还是再次发作，高血压都是一种密切相关的危险因素。患者血压水平高于 160/100mmHg 可使卒中再发风险明显增加。首次卒中后患者，不论既往有否高血压史，均需密切监测血压水平。

近年来发表的大规模随机临床试验结果表明降压治疗可以降低既往有脑血管病病史的患者再发卒中的风险。中国 PATS 研究入选 5665 例有 TIA 史或未遗留严重残疾的脑卒中后患者，随机给予吲哒帕胺或安慰剂治疗 3 年，结果显示两组血压差异为 5/2mmHg，脑卒中发生总的相对危险下降 29%。而 PROGRESS 研究入选有明确脑卒中或 TIA 病史的患者 6105 例，随机使用培哚普利（加或不加吲哒帕胺）或安慰剂治疗 4 年，结果表明治疗组脑卒中和总血管事件发生风险分别减少了 28% 和 26%，亚组分析提示：降压治疗不论是对伴高血压或者不伴高血压的脑血管病患者均有益，并且不论是出血性或者缺血性脑卒中病史者也均有益。而对中国 1520 例患者进一步长期随访（6 年）后发现：降压治疗对中国脑血管病患者来说其益处更大，不仅能够明显降低脑卒中发生风险，而且减少了总的死亡危险。一项包括 7 个随机试验共 15 527 例脑卒中患者的荟萃分析（包括 The Dutch TIA 研究、PATS 研究、HOPE 研究、PRoGRESS 研究等）显示，降压治疗可以显著降低再发卒中的风险（RR，0.76；95%，CI，0.63～0.92），同样心肌梗死和其他血管事件也有明显减少，致死性脑卒中和血管性死亡的降低尽管不显著，但也有下降的趋势，同时其中收缩压下降得越多，再发卒中的风险也越小。

因此，对于已经发生过缺血性脑卒中和 TIA 的患者来说，不论是在降低再发卒中的风险还是减少其他血管事件的发生方面，降压治疗也同等重要。

近来有研究表明虽然脑卒中患者约 80% 伴有高血压，但在卒中发生后由于脑血流自动调节作用，仅 1/3 患者继续存在血压水平偏高。卒中后急性期过度降压会导致全脑低灌注或脑白质疏松，是卒中后痴呆发生的重要基础，因此降压需平缓，所有患者均应在改变生活方式的基础上，合理选用降压药物治疗，除非存在高血压脑病以及壁间动脉瘤等特殊情况，否则血压水平不宜降得过低过快。

在药物选择上，现有的证据表明，吲哒帕胺或培哚普利加吲哒帕胺长期治疗脑血管病患者是有益的，可减少脑卒中再发危险。两项针对卒中后降压治疗益处的大规模随机临床试验（MOSES 和 PRoFESS 研究）研究了依普沙坦和尼群地平、替米沙坦和安慰剂在降低再发心脑血管事件和缩短首发事件发生时间方面的作用，由于试验存在某些缺陷，并没有得到ARB类降压药在使卒中患者受益方面的确定性结果。同时，有研究表明：钙离子拮抗剂（CCB）较ARB、利尿剂或β受体阻滞剂在减少脑卒中事件方面具有优势。

2010年AHA/ASA关于脑卒中二级预防的指南推荐：在发病24小时后开始降压（Ⅰ类推荐；A级证据），但血压平均降低大约10/5mmHg可以获益，JNC认为正常血压水平是<120/80mmHg（Ⅱa类；B级证据）。但是，降压的幅度和目标血压值应为多少并没有确切的证据来证明，应针对不同的患者进行个体化治疗。

同时，国内外大量研究表明血浆同型半胱氨酸升高与脑卒中发生和再发密切相关。Graham IM等研究进一步表明，血浆同型半胱氨酸升高与高血压在致血管疾病风险上具有显著协同作用，Hcy升高合并高血压者血管疾病风险约为对照组的11倍（RR=11.3）。补充叶酸是目前降低血浆同型半胱氨酸的最安全、有效的措施，ACEⅠ类药物和补充叶酸在降低患者心脑血管事件上具有协同作用。我国高血压人群中伴有血浆同型半胱氨酸升高（>10μmol/L）者达到75%；伴随血浆同型半胱氨酸升高（>10μmol/L）的高血压命名为“H型高血压”，H型高血压的高发可能是导致我国脑卒中高发的重要原因。

推荐意见：

（1）对于既往没有服用降压药物的缺血性脑卒中和TIA患者，在发病最初几天，只要收缩压≥140mmHg或舒张压≥90mmHg，就应启动降压治疗（Ⅰ类推荐，B级证据)。收缩压<140mmHg 且舒张压<90mmHg 的患者降压治疗的获益不确定(Ⅱb 级推荐,C 级证据)。

(2) 对于已经明确高血压且接受降压药物治疗的患者,应在发病最初几天就重新启动降压治疗,以预防卒中复发以及其他血管事件(Ⅰ类推荐,A 级证据)。

(3) 对于降压目标值或基线血压应该降低多少,目前尚不明确,但将收缩压降至 140mmHg 以下,舒张压降至 90mmHg 以下,是合理的(Ⅱa 类推荐,B 级证据)。近期腔隙性梗死的患者,收缩压降至 130mmHg 以下可能是合理的(Ⅱb 类推荐,B 级证据)。

(4) 一些生活方式的改变可降低血压,也应作为血压控制的一部分(Ⅱa 类推荐,C 级证据)。主要包括控制盐摄入量,控制体重,多食水果、蔬菜以及低脂肪奶制品,规律的有氧运动以及限制酒精摄入量。

(5) 由于研究数据有限,具体降压药物使用方案尚不明确。目前数据推荐利尿剂或利尿剂联合血管紧张素酶抑制剂(Ⅰ类推荐,A 级证据)。

(6) 降压药物种类的选择以及目标血压应个体化,根据药理特性、作用机制以及患者特点选择,如合并颅外脑动脉狭窄、肾功能不全、心脏病以及糖尿病(Ⅱa 类推荐,B 级证据)。

具体流程见图 4-3。

(三) 高血压的治疗药物

高血压是脑卒中最重要的可干预危险因素,高血压的健康教育和生活方式干预等非药物治疗是高血压控制的基础(表 4-2)。

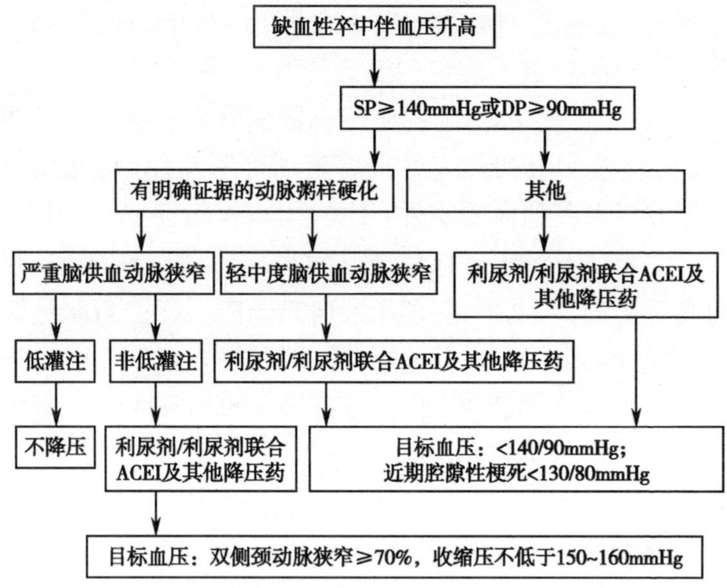

图 4-3 缺血性脑卒中伴血压升高处理流程

表 4-2 防治高血压的非药物措施

措施	目标
减重	减少热量，膳食平衡，增加运动，BMI 保持在 20～24kg/m^2
膳食限盐	北方首先将每人每日平均食盐量降至 8g，以后再降至 6g；南方可控制在 6g 以下
减少膳食脂肪	总脂肪<总热量的 30%，饱和脂肪<10%，增加新鲜蔬菜每日 400～500g，水果 100g，肉类 50～100g，鱼虾类 50g，蛋类每周 3～4 个，奶类每日 250g，食油每日 20～25g，少吃糖类和甜食
增加及保持适当的体力活动	一般每周运动 3～5 次，每次持续 20～60 分钟。如运动后感觉自我良好，且保持理想体重，则表明运动量和运动方式合适

续表

措施	目标
保持乐观心态和提高应激能力	通过宣教和咨询，提高人群自我防病能力。提倡选择适合个体的体育、绘画等文化活动，增加老年人社交机会，提高生活质量
戒烟、限酒	不吸烟，限酒，嗜酒者男性每日饮酒精<20～30g，女性<15～20g，妊娠妇女不饮酒

而在健康教育和生活方式干预的基础之上，如果血压仍不能达标，则应加用降压药物的治疗。降压药的选择主要取决于药物对患者降压效应和不良反应。对每个具体患者来说，能有效控制血压并适宜长期治疗的药物就是合理的选择。在选择过程中，还应该考虑患者靶器官受损情况和有无糖尿病，血脂、尿酸等代谢异常，以及降压药与其他使用药物之间的相互作用。另一个影响降压药物选择的重要因素是患者的经济承受能力和药物供应状况。就目前我国的医疗经济现状和较低的治疗率而言，尽可能在一般高血压患者中推荐使用价廉的降压药物。首先提高治疗率，然后在此基础上逐步提高控制率。

通过降压治疗可极大降低脑卒中的发病率与死亡率，临床医师根据具体患者的病情和各种药物的作用特点首先选择利尿剂、血管紧张素转换酶抑制剂、钙拮抗剂、β-受体阻滞剂、或血管紧张素Ⅱ受体拮抗剂，或者由上述药物组成的固定剂量复方降压制剂。下面分别予以介绍：

1. 利尿剂　利尿剂主要用于轻、中度高血压，尤其在老年人高血压或并发心力衰竭时。老年收缩期高血压患者，应首选利尿剂，其降压作用温和，副作用小，联用可减少不良反应，增强降压效果，是抗高血压基础药物。痛风患者禁用，糖尿病和高脂血症患者慎用。小剂量可以避免低钾血症、糖耐量降低和心律失常等不良反应。

可选择使用氢氯噻嗪（Hydrochlorothizide）12.5mg，每日 1～2 次；吲哒帕胺（Indapamide）1.25～2.5mg，每日 1 次；呋塞米（Furosemide）仅用于并发肾衰竭时。

2. β 受体阻滞剂　β 受体阻滞剂主要用于轻、中度高血压，尤其在静息时心率较快（>80 次 / 分）的中青年患者或合并心绞痛时。

心脏传导阻滞、哮喘、慢性阻塞性肺病与周围血管病患者禁用。胰岛素依赖性糖尿病患者慎用。

可选择使用美托洛尔（Metoprolol）50mg，每日 1～2 次；阿替洛尔（Atenolol）25mg，每日 1～2 次；比索洛尔（Bisoprolol）2.5～5mg，每日 1 次；倍他洛尔（Betaxolol）5～10mg，每日 1 次。β 受体阻滞剂可用于心力衰竭，但用法与降压完全不同，应加以注意。

3. 钙拮抗剂（CCB）　钙拮抗剂可用于各种程度高血压，尤其在老年人高血压或合并稳定型心绞痛时。老年人高血压中并发症脑卒中居多。许多试验证明了 CCB 对降低脑卒中与死亡事件的发生有明显益处。

高血压合并脑血管疾病可选长效 CCB，如氨氯地平、尼莫地平、非洛地平等。心脏传导阻滞和心力衰竭患者禁用非二氢吡啶类钙拮抗剂。不稳定型心绞痛和急性心肌梗死时禁用速效二氢吡啶类钙拮抗剂。

优先选择使用长效制剂，例如非洛地平（Felodipine）缓释片 5～10mg，每日 1 次；硝苯地平（Nifedipine）控释片 30mg，每日 1 次；氨氯地平（Amlodipine）5～10mg，每日 1 次；拉西地平（Lacidipine）4～6mg，每日 1 次；维拉帕米（Verapamil）缓释片 120～240mg，每日 1 次。一般情况下也可使用硝苯地平或尼群地平普通片 10mg，每日 2～3 次。慎用硝苯地平速效胶囊。

4. 血管紧张素转换酶抑制剂（ACEI） 血管紧张素转换酶抑制剂主要用于高血压合并糖尿病，或者并发心脏功能不全、肾脏损害有蛋白尿的患者。妊娠和肾动脉狭窄、肾衰竭（血肌酐>265μmol/L 或 3mg/dl）患者禁用。

可以选择使用以下制剂：卡托普利（Captopril）12.5～25mg，每日 2～3 次；依那普利（Enalapril）10～20mg，每日 1～2 次；依那普利叶酸片（Enalapril-folic acid）10/0.8mg，每日 1 次；培哚普利（Perindopril）4～8mg，每日 1 次；西拉普利（Cilazapril）2.5～5mg，每日 1 次；贝那普利（Benazapril）10～20mg，每日 1 次；雷米普利（Ramipril）2.5～5mg，每日 1 次；赖诺普利（Lisinopril）20～40mg，每日 1 次。

5. 血管紧张素Ⅱ受体拮抗剂（ARB） 当前有越来越多循证医学证据显示，ARB 在降压的同时，还有延缓颈动脉内中膜厚度、改善胰岛素抵抗、减轻心脏重构、降低房颤发生及复发的作用。

常用药物包括氯沙坦（Losartan）50～100mg，每日 1

次，缬沙坦（Valsartan）80～160mg，每日1次等。适用和禁用对象与ACEI相同，目前主要用于ACEI治疗后发生干咳的患者。

6. 降压药的联合应用　近年来研究认为最大限度取得治疗高血压的疗效要求更大程度地降低血压，而做到这一点单药治疗常常力不能及，或是剂量增大而易出现不良反应。国际大规模临床试验证明合并用药有其需要和价值。合并用药可以用两种或多种降压药，每种药物的剂量不大，药物治疗作用应有协同或至少相加的作用，其不良作用可以相互抵消或至少不重叠或相加。合并用药时所用的药物种数不宜过多，过多则可有复杂的药物相互作用。因此，药物的配伍应有其药理学基础。

现今认为比较合理的配伍为：①ACEI（或血管紧张素Ⅱ受体拮抗剂）与利尿药；②钙拮抗剂与ACEI（或血管紧张素Ⅱ受体拮抗剂）。合理的配方还应考虑到各药作用时间的一致性。合并用药可以采用各药的按需剂量配比，其优点是易根据临床调整品种和剂量，另一种是采用固定配比的复方，其优点是方便，有利于提高患者的依从性。

（四）高血压患者的监控

一旦开始应用抗高血压药物治疗，多数患者需要按时随诊，及时调整用药种类或剂量，直至达到目标血压水平，具体方法及要求与2010年中国高血压防治指南一致（图4-4）。

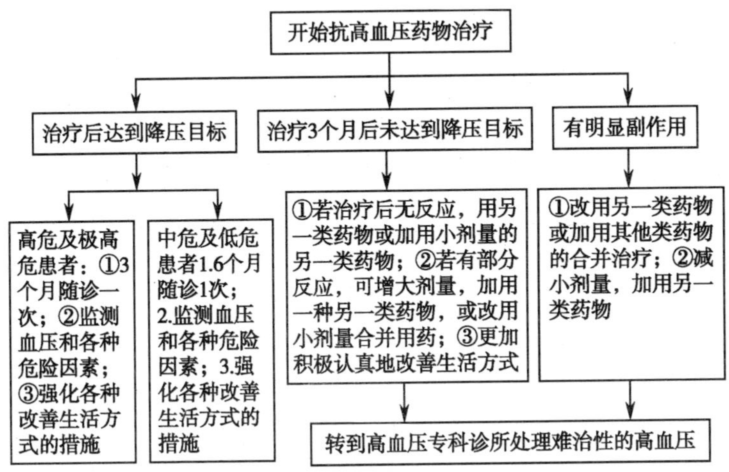

图4-4　药物治疗开始后患者的随诊

注：①低危组：男性年龄<55岁、女性<65岁，高血压1级、无其他危险因素者；②中危组：高血压2级或1～2级，同时有1～2个危险因素；③高危组：高血压水平属1级或2级，兼有3种或更多危险因素、合并糖尿病或靶器官损伤患者或高血压水平属3级，无其他危险因素者属高危组；④极高危组：高血压3级同时有1种以上危险因素或靶器官疾病，或高血压1～3级并有临床相关疾病

二、缺血性脑卒中/TIA的调脂治疗

（一）概述

血脂异常通常指血浆中胆固醇和（或）甘油三酯（TG）升高，俗称高脂血症。实际上高脂血症也泛指包括低高密度脂蛋白血症在内的各种血脂异常。继发性高脂血症是指由于全身系统性疾病所引起的血脂异常。可引起血脂升高的系统性疾病主要有糖尿病、肾病综合征、甲状腺功能减退症，其他疾病有肾衰竭、肝脏疾病、系统性红斑狼疮、糖原累积症、骨髓瘤、脂肪萎缩症、急性卟

啉病、多囊卵巢综合征等。此外，某些药物如利尿剂、β受体阻滞剂、糖皮质激素等也可能引起继发性血脂升高。在排除了继发性高脂血症后，即可诊断为原发性高脂血症。已知部分原发性高脂血症是由于先天性基因缺陷所致，例如LDL受体基因缺陷引起家族性高胆固醇血症等；而另一部分原发性高脂血症的病因目前还不清楚。

血脂异常的诊断国内外尚无完全统一的意见，见2007年中国成人血脂异常防治指南（附录6）。

血脂异常对于心血管疾病的危害已为国内外大量的流行病学研究和临床试验所证实，而有关监测数据表明我国缺血性脑卒中事件发病率约为冠心病事件的2倍以上，因此2007年中国成人血脂异常防治指南为了更为恰当地反映血脂异常对我国人群健康的潜在危害，提出用“缺血性心血管病”（冠心病和缺血性脑卒中）危险，来反映血脂异常及其他心血管病主要危险因素的综合致病危险。并发现与仅使用冠心病发病危险相比，这一新指标使得高TC对我国人群心血管健康绝对危险的估计上升至原来的3～5倍，更恰当地显示了血清胆固醇升高对我国人群的潜在危险。这也反映出血脂异常对于我国缺血性脑卒中的重要病因学意义。

至于各种具体类型的血脂异常和脑血管疾病之间的关系，有研究表明：血清总胆固醇（TC）或者低密度脂蛋白胆固醇（LDL-C）水平升高和缺血性脑卒中风险增加相关，LDL-C水平过低和脑出血风险增加相关。而近期进一步的研究发现，血清 TG 的升高和高密度脂蛋白胆固醇(HDL-C)的降低也和缺血性脑卒中的风险增高相关。

(二)降脂治疗策略

国际上公认的血脂异常治疗标准强调：

(1)治疗性生活方式改变(therapeutic lifestyle changes，TLC)是控制血脂异常的首要步骤，必须贯穿治疗全过程(表 4-3)。

表 4-3 TLC 的基本要素

要素	建议
减少使 LDL-C 增加的营养素	
饱和脂肪酸	<总热量 7%
膳食胆固醇	<200mg/d
增加能降低 LDL-C 的膳食成分	
植物固醇	2g/d
可溶性纤维素	10～25g/d
总热量	调节到能够保持理想体重或能够预防体重增加
体力活动	包括足够的中等强度锻炼，每天至少消耗 200kcal 热量

(2)应根据患者有无心脑血管疾病危险因素而制定相应分级诊断及治疗标准，糖尿病患者无论是否有冠心病均应被列入积极治疗对象。

(3)降低 LDL-C 为治疗的首要目标，目标值为<100mg/dl。

(4)药物选择应根据患者血脂水平以及血脂异常的分型决定，单纯 TC 增高或以 TC、LDL 增高为主的混合型患者选用他汀类药物治疗，单纯TG增高或以TG增高为主的混合型患者选用苯氧酸类药物治疗，必要时可联合用药。

（5）治疗过程中应严格监测药物不良反应，包括复查肝肾功能，血清肌酸激酶等。

针对脑卒中的一级预防，2010年AHA/ASA有关指南认为：①对于已知冠心病和高危高血压患者，在改变生活方式的基础上，用他汀类药物治疗（Ⅰ类推荐，A类证据）；②对于已知的冠心病和HDL-C水平降低的患者，建议降低体重、增加体力活动和戒烟，可以以烟酸或吉非贝齐治疗（Ⅱa类推荐，B级证据）。

在脑卒中的二级预防方面：大型随机对照试验HPS研究纳入3280例既往发生过症状性缺血性脑血管病的患者，给予辛伐他汀降脂治疗，结果虽然主要血管事件的发生率下降了20%，但是并未证明辛伐他汀可以显著降低缺血性脑卒中和出血性卒中的发生。SPARCL研究入选4731例发生过卒中或者TIA并且LDL-C水平在2.63～4.99mmol/L的患者随机接受阿托伐他汀80mg/d或者安慰剂治疗，随访4.9年后，分别有11.2%和13.1%的患者发生了脑卒中，阿托伐他汀降脂治疗使5年卒中风险下降了2.2%，相应的主要心血管事件风险下降了3.5%。虽然他汀类药物治疗组患者出血性脑卒中的风险有所增加，但致死性出血性脑卒中则没有明显增加。

当他汀不能耐受时，可使用其他类降脂药如烟酸类、贝特类和胆固醇吸收抑制剂，但是相关的临床研究很少。研究显示烟酸类降脂药可以降低脑血管事件，而吉非贝齐可以降低男性冠心病患者卒中的发生率，可能有升高 HDL-C 的作用。

因此，2010 年 AHA/ASA 关于脑卒中的二级预防的指南中指出降脂治疗可遵循以下原则：①缺血性脑卒中或 TIA 患者，如有动脉粥样硬化证据，LDL-C≥2.6mmol/L（100mg/dl），并且无冠心病史，推荐用有强化降脂效果的他汀治疗以减少卒中（Ⅰ类推荐，B 级证据）；②动脉粥样硬化相关缺血性脑卒中或 TIA 患者，如无冠心病史，将 LDL-C 降低 50% 或将目标 LDL-C 水平降至 <1.8mmol/L（70mg/dl），以取得最大获益（Ⅱa 类推荐，B 级证据）；③缺血性脑卒中或 TIA 患者，如胆固醇高，或者同时患有冠心病，应当根据 NCEPⅢ指南改变生活方式、饮食指南和用药建议（Ⅰ类推荐，A 级证据）；④缺血性脑卒中或 TIA 患者，如 HDL-C 低，可以考虑用烟酸或吉非贝齐治疗（Ⅱb 类推荐，B 级证据）。

2013 年《ACC/AHA 降低成人动脉粥样硬化风险之血胆固醇治疗指南》确定 4 组主要的他汀类药物使用的获益人群，包括：①临床上诊断为动脉粥样硬化性心血管病（atherosclerotic cardiovascular disease，ASCVD）的患者（包括急性冠脉综合征、心肌梗死病史、稳定或不稳定心绞痛、冠脉或其他动脉血运重建、卒中、短暂性脑缺血发作或动脉粥样硬化性外周动脉疾病）；② LDL-C≥4.99mmol/L 的患者；③ LDL-C 水平在 1.84～4.96mmol/L，无临床 ASCVD 的 40～75 岁糖尿病患者；④无临床 ASCVD 或糖尿病，但 LDL-C 水平在 1.84～4.96mmol/L 且经评估 10

年内ASCVD发病风险大于等于7.5%。该指南明确指出并非针对中国人群而制订，并未纳入黄种人或中国人群的相关数据。因此，这四类人群是否适合中国人群，仍有待于进一步研究。

推荐意见：

（1）胆固醇水平升高的缺血性卒中/TIA患者，应该进行生活方式的干预、饮食控制及药物治疗，建议使用他汀类药物（Ⅰ类推荐，B级证据）。

（2）长期使用他汀类药物可以降低缺血性卒中/TIA的复发风险（Ⅰ类推荐，B级证据）。

（3）对于有动脉粥样硬化证据的缺血性卒中/TIA，如果LDL-C水平≥2.6mmol/L，无论是否存在其他并发动脉粥样硬化性心血管病的证据，建议使用他汀治疗以减少卒中复发风险，将LDL-C降至<2.6mmol/L以下（Ⅰ类推荐，B级证据）。为达到最佳疗效，合适的靶目标值为LDL-C下降≥50%或LDL-C水平<1.8mmol/L（Ⅱ类推荐，B级证据）。

（4）对动脉粥样硬化源性缺血性卒中或TIA，且LDL-C<2.63mmol/L的患者，无其他临床动脉粥样硬化性心血管病证据，高强度他汀治疗以降低卒中和心血管事件的危险（Ⅱ类推荐，C级证据）。

（5）服用他汀类药物达到最大治疗剂量LDL-C仍无法达标的患者，或不能耐受和（或）服用他汀类药物有禁忌时，可以考虑联合或换用胆固醇吸收抑制剂或其他类降脂药物（Ⅱ类推荐，C级证据）。

（6）长期使用他汀类药物治疗总体上是安全的。他汀类药物用于卒中一级预防人群中不增加脑出血风险（Ⅰ类推荐，A级证据），针对卒中二级预防人群中有脑出血病史及脑出血高风险人群应权衡风险和获益合理使用（Ⅱ类推荐，B级证据）。

（7）长期使用他汀类药物总体上是安全的。他汀类药物治疗期间，应结合患者临床表现监测可能的不良反应；多种药物联合使用时，应注意药物配伍的安全性；如果监测指标持续异常并排除其他影响因素，或出现指标异常相应的临床表现，应及时减药或停药观察。（参考：肝酶超过3倍正常上限，肌酶超过5倍正常上限，停药观察）；老年人或合并严重脏器功能不全患者，初始剂量不宜过大，并加强监测（Ⅱ类推荐，B级证据）。

具体步骤见图4-5。

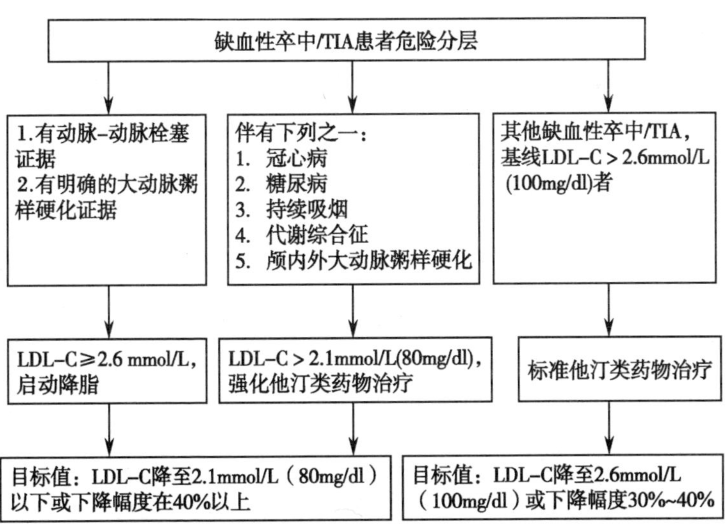

图4-5　缺血性脑卒中/TIA患者血脂异常处理流程

注意事项：

（1）他汀类药物治疗前及治疗中，应定期监测临床症状及肝酶（ALT）、肌酸激酶（CK）变化，如出现监测指标持续异常并排除其他影响因素，应减量或停药观察。（ALT>正常上限3倍，CK>正常上限5倍，停药观察）。

（2）他汀类药物剂量依据药物降脂水平决定，从最小剂量起，监测血脂，逐渐加至有效剂量。

（3）强化他汀类药物治疗是指：LDL-C要降到2.1mmol/L以下，如果不达到此水平至少使LDL-C下降幅度>40%。

（4）标准他汀类药物治疗是指：LDL-C要降到2.6mmol/L以下或LDL-C下降幅度达30%～40%。

（三）血脂异常治疗药物

所有血脂异常患者都应该进行饮食控制和生活方式干预，在此基础之上，如果血脂仍然异常，则可加用降脂药物治疗。

1. 三羟甲基戊二酰-辅酶A（HMG-CoA）还原酶抑制剂　此类药物以降胆固醇为主，降脂作用强、起效快。此类药物通过抑制该酶，减少细胞内游离胆固醇，反馈性上调细胞LDL表面受体的表达，使细胞LDL受体数目增多，活性增强，加速循环中VLDL残粒的清除。还可以抑制肝内VLDL合成。此类药物降低TC和LDL-C作用较明显，同时也降低TG和升高HDL-C，因此，主要用于高胆固醇血症，对轻重度高甘油三酯血症也有一定疗效。此类药物常用有阿托伐他汀、洛伐他汀、辛伐他汀、普伐他汀等。除阿托伐他汀可在任何时间服用外，其余均在睡前1次口服。主要不良反应：转氨酶升高、血清肌酸激酶升高、肌肉疼痛，严重者可以出现横纹肌溶解、急性肾衰竭。此类药物不宜应用于妊娠期妇女、哺乳期妇女及儿童。

2. 苯氧芳酸类　此类药物能增强脂蛋白酶活性，促进VLDL、CM、IDL等富含甘油三酯的脂蛋白颗粒中甘油三酯成分的水解。并减少肝细胞中VLDL的合成和分泌，能有效的降低血浆甘油三酯水平，主要用于高甘油三酯血症或甘油三酯升高为主的混合型高脂血症。此外此类药物可以加强抗凝药物的作用，合用时抗凝药剂量应减少1/3～1/2。不良反应较轻微，主要是恶心、腹胀、腹泻等胃肠道症状。有时有一过性血清转氨酶升高，妊娠期妇女哺乳期妇女禁用。常用的有非诺贝特、吉非贝齐、苯扎贝特等。苯氧芳酸类药物降血脂作用强、起效快，降甘油三酯的作用比降胆固醇的作用强。

3. 烟酸类　此类药物剂量超过维生素作用的剂量时，有明显的降脂作用。可降低TC、TG、LDL-C。主要不良反应：颜面潮红、瘙痒、胃肠道症状。严重的可以使消化性溃疡恶化。阿昔莫司较常用，降低血清甘油三酯的作用比降低胆固醇强。

4. 多不饱和脂肪酸类　包括各种植物种子油。如橡胶种子油、月见草子、水飞蓟种子油和海鱼制剂。这类药物有降血脂和降低血黏度的作用，但作用比较温和。

5. 泛硫乙胺　为辅酶A衍生物，有降低血清胆固醇、甘油三酯和升高高密度脂蛋白-胆固醇的作用。

6. 藻酸双酯钠（PPS）　是以海藻提取物为原料的类

肝素海洋药物。有降低血黏度、扩张血管和降低血脂，升高 HDL 水平的作用。有出血副作用，要加以注意。主要用于缺血性心脑血管疾病的防治。

三、缺血性脑卒中/TIA 的血糖控制

（一）概述

糖尿病是一组由遗传因素、免疫功能紊乱、微生物感染及其毒素、自由基毒素、精神因素等各种致病因子相互作用所引起的以血中葡萄糖水平增高为基本特征的代谢性疾病。因胰岛素分泌和（或）胰岛素作用的缺陷导致胰岛功能减退、胰岛素抵抗（Insulin Resistance，IR）等，引起碳水化合物、蛋白质和脂肪等代谢异常。久病可引起多个系统损害，导致血管、心脏、神经、肾脏、眼等组织的慢性进行性病变，病情严重或应激时可发生急性代谢紊乱。威胁糖尿病患者生命最严重的病理为心血管病变，约 70% 以上患者死于心血管性病变的各种并发症。糖尿病的诊断标准见附录 7。

流行病学研究表明糖尿病是缺血性脑卒中的独立危险因素，2 型糖尿病患者发生卒中的危险性增加 2 倍。1999 年国内通过对“首钢”923 例糖尿病患者 1∶1 配对研究，分析调查脑血管病的危险因素，发现糖尿病使脑卒中的患病危险增加 2.6 倍，其中缺血性脑卒中的危险比对照组增加了 3.6 倍。因此，良好控制血糖对于减少卒中的发生具有重要意义。

（二）糖尿病的治疗策略

在脑卒中的一级预防方面，血糖控制对于大血管病

变如脑卒中等具有保护作用。DCCT 和 UKPDS 研究的长期随访发现诊断糖尿病后可控制 HbA1c 于 7% 左右或以下可以减少远期大血管并发症的风险，糖尿病医疗推荐为预防糖尿病患者的大血管病变，可将 HbA1c 降至 7% 以下，临床中糖尿病的控制目标具体见附录 7。

较之一级预防，关于糖尿病和再发卒中之间关系的研究表明血糖控制不良和脑卒中的复发之间具有相关性。基于人群的研究表明糖尿病是再发卒中的独立危险因素，9.1% 的再发卒中可以归因于糖尿病。卒中队列的研究也发现糖尿病和多发腔隙性脑梗死相关。脑血管病的病情轻重和预后与糖尿病患者血糖水平以及病情控制程度有关。因此，在卒中患者中同样应重视对糖尿病的有效控制。

但是，强化控制并不能使脑卒中患者进一步受益。在有脑血管疾病、卒中和其他血管疾病危险因素的患者中强化降糖的三项随机临床试验（ACCORD 研究、ADVANCE 研究和 VADT 研究）均未证实强化降糖（HbA1c 目标值在 6.0%～6.5% 以下）可以降低脑血管疾病和死亡事件的发生率，因此，这些研究提示对于有脑血管疾病病史或者血管疾病危险因素的患者来说 HbA1c 应控制在 6.5% 以上。

另外，对于糖尿病合并高血压患者，强化的降压治疗也能显著降低心肌梗死、脑卒中、周围血管病和死亡等终点事件的风险，并且有流行病学分析提示，在血压降至 120/80mmHg 以下时，心血管疾病的风险还将会继续下降。CARDS 研究显示，LDL-C 水平<160mg/L 并且

有视网膜病、蛋白尿、吸烟或者高血压其中至少一个危险因素的 2 型糖尿病患者，其使用他汀类药物降脂治疗可以降低脑卒中的发生率。

推荐意见：

（1）缺血性卒中 /TIA 患者中糖代谢异常的患病率高，糖尿病和糖尿病前期是缺血性卒中患者卒中复发或死亡的独立危险因素，临床医师应提高对缺血性卒中 /TIA 患者血糖管理的重视（Ⅰ类推荐，A 级证据）。

（2）缺血性卒中或 TIA 后，所有患者均应接受空腹血糖、糖化血红蛋白或口服葡萄糖耐量试验来筛查糖尿病。筛查方法和时机的选择应根据临床判断，应注意疾病急性期对血糖检测可能产生的影响。在临床事件刚刚发生后，糖化血红蛋白（HbA1c）与其他筛查方法相比可能更准确（Ⅱ类推荐，C 级证据）。

（3）对糖尿病或糖尿病前期患者进行生活方式和（或）药物干预能减少包括缺血性卒中 /TIA 在内的大血管事件。一般情况下，建议 HbA1c 治疗目标为<6.5%。对于缺血性卒中 /TIA 患者，在降糖治疗的同时，应充分考虑患者自身的情况和药物安全性，制订个体化的血糖控制目标，要警惕低血糖事件带来的危害，避免发生低血糖（Ⅰ类推荐，A 级证据）。

（4）缺血性卒中 /TIA 患者在控制血糖的同时，还应对患者其他危险因素进行综合管理。糖尿病合并高血压时，降血压药物以血管紧张素转换酶抑制剂、血管紧张素Ⅱ受体拮抗剂类在降低心脑血管事件方面获益明显（Ⅰ类推荐，A 级证据）。在严格控制血糖、血压的基础上联合他汀类药物可以降低脑卒中的风险（Ⅰ类推荐，B级证据）。

（三）血糖控制措施

为达到以上目标需控制饮食，减轻和避免肥胖，进行适当体力劳动，在生活方式干预的基础之上，如果血糖仍高时，可合理加用口服降糖药物或注射胰岛素。

1．磺脲类 磺脲类药物通过作用在胰岛β细胞表面受体促进胰岛素释放，其降糖作用有赖于尚存在相当数量（30%以上）有功能的胰岛β细胞组织。一般应用于经饮食、运动等治疗控制不佳的2型糖尿病患者，对于病程较长、胰岛功能几乎完全丧失的2型糖尿病及青少年起病的1型糖尿病患者，使用该药不但无效，而且可加重胰岛功能的耗竭。发生糖尿病急性并发症，出现感染、手术等应激情况时，严重肝肾功能不全者，妊娠及哺乳期间，服用磺脲类药物有严重不良反应，如黄疸、造血系统抑制、白细胞缺乏等情况时均不宜使用该类药物。主要不良反应为低血糖症，其他有胃肠道反应、药疹、肝肾功能异常、白细胞减少等。此类药物主要有第一代如甲苯磺丁脲、氯磺丙脲等；第二代如格列苯脲、格列吡嗪、格列齐特、格列波脲、格列喹酮；第三代如格列美脲等。

2．格列奈类 格列奈类药物是一种非磺脲类促胰岛素分泌剂，通过与胰岛β细胞膜上的磺酰脲受体结合，刺激胰腺在进餐后更快、更多地分泌胰岛素，从而有效地控制餐后高血糖。格列奈类药物与磺酰脲受体结合与解离较快，因此能改善胰岛素早时相分泌，减轻胰岛β

细胞负担，减轻后期代偿性高胰岛素血症，不会引起胰岛β细胞功能衰竭。用于经饮食治疗仍不能有效控制血糖的2型糖尿病患者。可与二甲双胍、格列酮类或α-糖苷酶抑制剂合用，对控制血糖有协同作用。严重肝肾功能不全的患者、妊娠或哺乳期妇女、12岁以下的儿童尚无临床应用经验、发生应激反应如感染、发热、外伤、手术时，1型糖尿病及糖尿病酮症酸中毒、已知对格列奈类或其中的赋形剂过敏患者禁用本药。格列奈类药物的不良反应较少见，主要有：低血糖、肝功能异常、过敏反应、胃肠道反应、头晕、头痛等。本药于餐前即刻服用。进餐时服药，不进餐时不服药。此类药物主要有瑞格列奈、那格列奈、米格列奈等。

3. 双胍类　双胍类药物，如二甲双胍、丁福明等是肥胖的糖尿病患者有效的一线用药。此类药物通过抑制肠道对葡萄糖的吸收，减少肝糖原异生，减少葡萄糖来源，增强组织对葡萄糖的摄取和利用，增强胰岛素敏感性，抑制胰高血糖素的释放。因此它对胰岛功能正常或已丧失的糖尿病患者均有降血糖作用，但不能降低正常人的血糖。适应于肥胖型2型糖尿病经饮食和运动疗法仍未达标者，作为首选降糖药；在非肥胖型2型糖尿病患者与磺脲类药联用以增强降糖效应；在1型糖尿病患者中与胰岛素联用，可加强胰岛素作用，减少胰岛素剂量；在不稳定型（脆型）糖尿病患者中应用，可使血糖波动性下降，有利于血糖的控制。双胍类药物单用不会引起低血糖。降糖作用肯定，不诱发低血糖，具有降糖作用以外的心血管保护作用，如调脂、抗血小板凝集等，但对于有严重心、肝、肺、肾功能不良的患者，不推荐使用。双胍类降糖药的不良反应是胃肠道反应，表现为食欲缺乏、腹泻、口中有金属味或疲倦、体重减轻等。双胍类降糖药最严重的副作用就是乳酸性酸中毒。如果肠道反应较重，可改在餐前或餐后服用。

4. 噻唑烷二酮类　为胰岛素增敏剂，代表是罗格列酮、吡格列酮等。该类药物与体内受体结合后激活，从而改善2型糖尿病患者的胰岛素抵抗、高胰岛素血症和高糖血症代谢紊乱，与此同时，这一类药物在降血压、调节脂质代谢、抑制炎症反应、抗动脉粥样硬化以及对肾脏的保护方面也显示了作用。能明显增强机体组织对胰岛素的敏感性，改善胰岛β细胞功能，实现对血糖的长期控制，以此降低糖尿病并发症的风险。主要适应于2型糖尿病患者，其不良反应主要有：肝功能异常，水肿，体重增加，轻、中度的贫血。与二甲双胍合用时贫血的发生率高于单用本品或与磺脲类药物合用。过敏者禁用，糖尿病酮症酸中毒、1型糖尿病和水肿患者慎用本类药物；不适用于3、4级心功能障碍患者；有活动性肝脏疾病或血清丙氨酸氨基转移酶高于正常上限2.5～3倍者禁用；妊娠和哺乳妇女应避免服用。其中罗格列酮可以导致液体潴留和心力衰竭，并可能导致心肌梗死和心血管源性死亡风险的增加，所以应慎用。

同时，近期关于吡格列酮用于2型糖尿病合并大血管病变患者的PROactive研究显示，虽然吡格列酮组在主要终点事件如全因死亡和脑血管事件的发生率上没有显著地下降，但是，在既往有卒中病史的患者中，吡格列酮却可以明显地降低再发卒中的风险，相对风险下降达到 47%，其他终点事件如卒中、心肌梗死和血管性死亡的相对风险下降达到 28%。

5. α- 葡萄糖苷酶抑制剂 α- 葡萄糖苷酶抑制剂是一类以延缓肠道碳水化合物吸收而达到治疗糖尿病的口服降糖药物，适用于餐后血糖高的人。主要的不良反应是胃肠道反应、乏力、头痛、眩晕，皮肤瘙痒或皮疹等较少见。合用其他降糖药，如胰岛素、磺脲类或二甲双胍类药物时有发生低血糖的可能。在进食第一口饭时服药，肝肾功能异常者慎用。临床上常用的 α- 葡萄糖苷酶抑制剂类降糖药主要有：阿卡波糖、伏格列波糖、米格列醇等。

6. 胰岛素 胰岛素是由胰岛 β 细胞受内源性或外源性物质，如葡萄糖、乳糖、核糖、精氨酸、胰高血糖素等的刺激而分泌的一种蛋白质激素。胰岛素是机体内唯一降低血糖的激素，也是唯一同时促进糖原、脂肪、蛋白质合成的激素。胰岛素的主要生理作用是调节代谢过程。促进组织细胞对葡萄糖的摄取和利用，促进糖原合成，抑制糖异生，使血糖降低；对脂肪代谢；促进脂肪酸合成和脂肪贮存，减少脂肪分解；促进氨基酸进入细胞，促进蛋白质合成的各个环节以增加蛋白质合成。

胰岛素按来源不同可分为以下三类：①动物胰岛素：从猪和牛中胰腺中提取，两者药效相同，但与人胰岛素相比，猪胰岛素中有 1 个氨基酸不同，牛胰岛素中有 3 个氨基酸不同，因而易产生抗体；②半合成人胰岛素：将猪胰岛素第 30 位丙氨酸，置换成与人胰岛素相同的苏氨酸，即为半合成人胰岛素；③生物合成人胰岛素（现阶段临床最常使用的胰岛素）：利用生物工程技术，获得高纯度的生物合成人胰岛素，其氨基酸排列顺序及生物活性与人体本身的胰岛素完全相同。

按药效时间长短可分为以下五类：①超短效：注射后 15 分钟起作用，高峰浓度 1～2 小时；②短效（速效）：注射后 30 分钟起作用，高峰浓度 2～4 小时，持续 5～8 小时；③中效（低鱼精蛋白锌胰岛素）：注射后 2～4 小时起效，高峰浓度 6～12 小时，持续 24～28 小时；④长效（鱼精蛋白锌胰岛素）：注射后 4～6 小时起效，高峰浓度 4～20 小时，持续 24～36 小时；⑤预混：即将短效与中效预先混合，可 1 次注射，且起效快（30 分钟），持续时间长达 16～20 小时。

常见的为 30% 短效 70% 中效预混，和短中效各占 50% 的预混两种。主要用于糖尿病，特别是胰岛素依赖型糖尿病：①重型、消瘦、营养不良者；②轻、中型经饮食和口服降血糖药治疗无效者；③合并严重代谢紊乱（如酮症酸中毒、高渗性昏迷或乳酸酸中毒）、重度感染、消耗性疾病（如肺结核、肝硬化）和进行性视网膜、肾、神经等病变以及急性心肌梗死、脑血管意外者；④合并妊娠、分娩及大手术者。也可用于纠正细胞内缺钾。依据病情选择剂型及注射次数，餐前皮下注射，常用部位为上臂、大腿、腹部，应经常更换注射部位。

一般为皮下注射，1 日 3～4 次。早餐前注射用量最多，午餐前次之，晚餐睡前用量最少。因患者的胰岛素需要量受饮食热量和成分、病情轻重和稳定性、体型胖瘦、体力活动强度、胰岛素抗体和受体的数目和亲和力等因素影响，使用剂量应个体化。

胰岛素使用过程的注意事项如下：

（1）胰岛素过量可使血糖过低。其症状视血糖降低的程度和速度而定，可出现饥饿感、精神不安、脉搏加快、瞳孔散大、焦虑、头晕、共济失调、震颤、昏迷，甚至惊厥。必须及时给予食用糖类，昏迷者低血糖休克静脉推注 50% 葡萄糖溶液 50ml，必要时再静脉滴注 5% 葡萄糖液。注意必须将低血糖性昏迷与严重酮症相鉴别。有时在低血糖后可出现反跳性高血糖，即 Somogyi 效应。若睡前尿糖阴性，而次晨尿糖强阳性，参考使用胰岛素剂量，应想到夜间可能有低血糖症，此时应试减少胰岛素剂量，切勿再加大胰岛素剂量。

（2）为了防止血糖突然下降，来不及呼救而失去知觉，应让每一位患者随身携带记有病情及用胰岛素情况的卡片，以便不失时机及时抢救处理。

（3）注射部位可有皮肤发红、皮下结节和皮下脂肪萎缩等局部反应，故需经常更换注射部位。

（4）少数可发生荨麻疹等，过敏性休克，可用肾上腺素抢救。

（5）极少数患者可产生胰岛素耐受性：即在没有酮症酸中毒的情况下，每日胰岛素需用量高于 200IU。其主要原因可能为感染、使用皮质激素或体内存在有胰岛素抗体，能和胰岛素结合。此时可更换用不同动物种属的制剂或加服口服降血糖药。

（6）低血糖、肝硬化、溶血性黄疸、胰腺炎、肾炎等患者忌用。

（7）注射液中多含有防腐剂，一般不宜用于静注。静注宜用针剂安瓿胰岛素制剂。

四、缺血性脑卒中/TIA的其他危险因素

（一）高同型半胱氨酸血症

大量研究表明，血浆同型半胱氨酸水平与发生心脑血管事件的风险呈正相关，与高血压一样，不存在一个明确的分界值。国外研究以同型半胱氨酸大于10μmol/L作为高同型半胱氨酸血症的诊断标准。

Wald DS等的一项研究纳入72项MTHFR基因多态性研究和20项前瞻性研究，结果表明，同型半胱氨酸每升高5μmol/L脑卒中风险增加59%，缺血性心脏病风险升高约32%；而同型半胱氨酸降低3μmol/L可降低脑卒中风险约24%（15%～33%），降低缺血性心脏病风险约16%（11%～20%）。

在中国六个中心进行的一项病例对照研究，共纳入1823例脑卒中患者和1832例对照，结果表明高同型半胱氨酸人群（≥16μmol/L）脑卒中风险增加了87%；进一步随访研究（中位数：4.5年）证实，高同型半胱氨酸患者脑卒中复发率和全因死亡率均显著升高。

另一项由Sun Y等组织的前瞻性研究共观察2009例基线无心脑血管疾病和癌症的中国受试者，随访11.95年（中位数，1994—2007年），结果表明同型半胱氨酸大于9.47μmol/L的受试者其心脑血管事件发生风险增加2.3倍，同型半胱氨酸大于11.84μmol/L的受试者其

死亡风险增加2.4倍。

Wang等研究表明，补充叶酸降低血浆总体上能够使脑卒中风险下降18%，在服用叶酸超过36个月、同型半胱氨酸下降低超过20%未强化叶酸的人群中更为显著。

推荐意见

缺血性脑卒中或TIA患者，如伴有高同型半胱氨酸血症（空腹血浆水平≥16μmol/L），每日给予维生素B_6、维生素B_{12}和叶酸口服以降低同型半胱氨酸水平（Ⅱ类推荐，B级证据）。

（二）代谢综合征

代谢综合征是心脑血管疾病相关危险因素的一种临床综合征，具体包括高TG、低HDL-C、高血压和高血糖。代谢综合征的定义经过多次修改，NECP提出的诊断标准见表4-4。胰岛素抵抗是其主要的病理基础，同时研究表明代谢综合征还和亚临床炎症反应、凝血异常、纤溶过程以及内皮细胞功能有相关性。有数据显示：缺血性脑卒中的患者中代谢综合征的患病率达到了40%～50%。但是，代谢综合征并不能很好地预测患者首发卒中和再发卒中的风险。因此，针对代谢综合征患者，最重要的还是生活方式的干预、控制饮食、适量运动、减少体重、控制高血压和血脂异常。

1. 由于目前证据支持减轻体重可以增强胰岛素敏感性，改善MS症状，而减肥目前推荐的方式主要以改善生活方式为主、药物及手术为辅。所以在确定伴有MS的患者中，推荐应当把患者管理重点放在如何改善生活方式上（Ⅰ类推荐，C级证据）。

表 4-4 代谢综合征诊断标准

危险因素	规定范围
腰围	男性≥85cm 女性≥80cm
甘油三酯	≥1.7mmol/L（或针对高甘油三酯治疗）
高 HDL-C	男性<1mmol/L 女性<1.3mmol/L（或针对低 HDL-C 治疗）
血压	≥130/85mmHg（或针对高血压治疗）
空腹血糖	≥5.6mmol/L（或针对高血糖治疗）

注：具有上表中所列出的 3 个危险因素者，即可作出代谢综合征的诊断

2. 由于代谢综合征（MS）与血管危险因素密切相关，而 MS 本身也与 IS 有关联对于伴有 MS 缺血性脑血管事件的预防性治疗中，应当包括对针对个人的某些“双重”因素——既是 MS 因素也是血管危险因素，进行适当干预，特别是血脂异常和高血压（Ⅰ类推荐，A 级证据）。

3. 表 4-4 中，腰围、甘油三酯、高 HDL-C 3 项参考了 AHA 最新指南。

4. 基于 MS 产生可能存在遗传因素的影响，建议在亚洲人群中开展卒中伴有 MS 的 RCT 研究。对于亚洲人群，伴有 MS 的卒中人群需要更多地给予二级预防的关注及干预，尤其是小卒中患者，对于 MS 在大动脉型脑梗死的作用需要给予关注，还需要进一步开展研究以证实（Ⅰ类推荐，A 级证据）。

参 考 文 献

1. 中华医学会神经病学分会脑血管病学组缺血性脑卒中预防指南撰写组. 中国缺血性脑卒中和短暂性脑缺血发作二级预防指南. 中华神经科杂志，2010，42（2）：1-7
2. 李建平，霍勇，刘平，等. 马来酸依那普利叶酸片降压、降同型半胱氨酸的疗效和安全性. 北京大学学报：医学版，2007，39（6）：614-618

3. 胡大一，徐希平. 有效控制“H型”高血压——预防卒中的新思路. 中华内科杂志，2008，47(12)：976-977
4. 王拥军，刘力生，徐希平，等. 我国脑卒中预防策略思考：同时控制高血压和高同型半胱氨酸水平. 中华医学杂志，2008，88(47)：3316-3318
5. 卫生部心血管病防治研究中心，中国高血压防治指南修订委员会. 中国高血压防治指南. 高血压杂志，2005，13，增刊：3-41
6. 中国成人血脂异常防治指南制订联合委员会. 中国成人血脂异常防治指南. 中华心血管病杂志，2007，35：390-427
7. 胡大一，张鹤萍，孙艺红，等. 华法林与阿司匹林预防非瓣膜性心房颤动患者血栓栓塞的随机对照研究. 中华心血管病杂志，2006，34(4)：295-298
8. 孙艺红，胡大一. 华法林对中国人心房颤动患者抗栓的安全性和有效性研究. 中华内科杂志，2004，43(4)：258-260
9. 中华医学会糖尿病学分会，中国2型糖尿病防治指南制订委员会. 中国2型糖尿病防治指南. 2007年版
10. Johnson ES，Lanes SF，Wentworth CE，et al.A meta-regression analysis of the dose-response effect of aspirin on stroke. Arch Intern Med，1999，159：1248-1253
11. The Dutch TIA Trial Study Group. A comparison of two doses of aspirin (30 mg vs. 283 mg a day) in patients after a transient ischemic attack or minor ischemic stroke. N Engl J Med，1991，325：1261-1266
12. The SALT Collaborative Group. Swedish Aspirin Low-dose Trial (SALT) of 75 mg aspirin as secondary prophylaxis after cerebrovascular ischaemic events. Lancet，1991，338：1345-1349
13. CAPRIE Steering Committee. A randomized，blinded，trial of clopi-dogrel versus aspirin in patients at risk of ischaemic events (CAPRIE). Lancet，1996，348：1329-1339
14. Sacco RL，Diener HC，Yusuf S，et al.Aspirin and extendedrelease dipyridamole versus clopidogrel for recurrent stroke. N Engl J Med，2008，359：1238-1251
15. Pezalla E，Day D，Pulliadath I. Initial assessment of clinical impact of a drug interaction between clopidogrel and proton pump inhibitors. J Am Coll Cardiol. 2008，52：1038-1039

16. Thomson Reuters Healthcare Web site. Micromedex Gateway. Available at: http: //www.thomsonhc.com/hcs/librarian. Accessed July 29, 2010
17. Mega JL, Close SL, Wiviott SD, et al.Cytochrome p-450 polymorphisms and response to clopidogrel. N Engl J Med, 2009, 360: 354-362
18. The ESPRIT Study Group. Aspirin plus dipyridamole versus aspirin alone after cerebral ischaemia of arterial origin(ESPRIT): randomized controlled trial. Lancet, 2006, 367: 1665-1673
19. Diener HC, Bogousslavsky J, Brass LM, et al.on behalf of the MATCH investigators. Aspirin and clopidogrel compared with clopidogrel alone after ischaemic stroke or transient ischaemic attack in high-risk patients (MATCH): randomized, double-blind, placebo-controlled trial. Lancet, 2004, 364: 331-337
20. Bhatt DL, Fox KAA, Hacke W, et al.Clopidogrel and aspirin versus aspirin alone for the prevention of atherothrombotic events. N Engl J Med, 2006, 354: 1706-1717
21. Kennedy J, Hill MD, Ryckborst KJ, et al.Fast assessment of stroke and transient ischaemic attack to prevent early recurrence(FASTER): a randomised controlled pilot trial. Lancet Neurol, 2007, 6: 961-969
22. Culebras A, Rotta-Escalante R, Vila J, et al Triflusal vs aspirin for prevention of cerebral infarction: a randomized stroke study. Neurology, 2004, 62: 1073-1080
23. Huang Y, Cheng Y, Yansheng L, et al. Cilostazol as an alternative to aspirin after ischaemic stroke: a randomized, double-blind, pilot study. Lancet Neurology, 2008, 7: 494-499
24. Mohr JP, Thompson JL, Lazar RM, et al.A comparison of warfarin and aspirin for the prevention of recurrent ischemic stroke. N Engl J Med, 2001, 345: 1444-1451
25. Chimowitz MI, Lynn MJ, Howlett-Smith H, et al. Comparison of warfarin and aspirin for symptomatic intracranial arterial stenosis. N Engl J Med, 2005, 352: 1305-1316
26. The ESPRIT Study Group. Aspirin plus dipyridamole versus aspirin alone after cerebral ischaemia of arterial origin(ESPRIT): rando- mized controlled trial. Lancet, 2006, 367: 1665-1673

27. Saxena R, Koudstaal PJ. Anticoagulants for preventing stroke in patients with nonrheumatic atrial fibrillation and a history of stroke or transient ischaemic attack. Cochrane Syst Rev, 2004: CD000185
28. Hylek EM, Skates SJ, Sheehan MA, et al.An analysis of the lowest effective intensity of prophylactic anticoagulation for patients with nonrheumatic atrial fibrillation. N Engl J Med, 1996, 335: 540-546
29. EAFT (European Atrial Fibrillation Trial) Study Group. Secondary prevention in non-rheumatic atrial fibrillation after transient ischaemic attack or minor stroke. Lancet, 1993, 342: 1255-1262
30. Adjusted-dose warfarin versus low-intensity, fixed-dose warfarin plus aspirin for high-risk patients with atrial fibrillation: Stroke Prevention in Atrial Fibrillation Ⅲ randomised clinical trial. Lancet, 1996, 348: 633-638
31. Connolly S, Pogue J, Hart R, et al.Clopidogrel plus aspirin versus oral anticoagulation for atrial fibrillation in the Atrial fibrillation Clopidogrel Trial with Irbesartan for prevention of Vascular Events (ACTIVE W): a randomised controlled trial. Lancet, 2006, 367: 1903-1912
32. Connolly SJ, Pogue J, Hart RG, et al.Effect of clopidogrel added to aspirin in patients with atrial fibrillation. N Engl J Med, 2009, 360: 2066-2078
33. Akins PT, Feldman HA, Zoble RG, et al.Secondary stroke prevention with ximelagatran versus warfarin in patients with atrial fibrillation: pooled analysis of SPORTIF Ⅲ and V clinical trials. Stroke, 2007, 38: 874-880
34. Connolly SJ, Ezekowitz MD, Yusuf S, et al.Dabigatran versus warfarin in patients with atrial fibrillation. N Engl J Med, 2009, 361: 1139 -1151
35. Douketis JD, Berger PB, Dunn AS, et al.The perioperative management of antithrombotic therapy: American College of Chest Physicians Evidence-Based Clinical Practice Guidelines (8th edition). Chest, 2008, 133 (suppl 6): 299S-339S
36. Antman EM, Hand M, Armstrong PW, et al.2007 Focused Update of the ACC/AHA 2004 Guidelines for the Management of Patients With ST-Elevation Myocardial Infarction: a report of the American College of Cardiology/American Heart Association Task Force on Practice Guidelines: developed in collaboration With the Canadian Cardiovascular Society endorsed by the American Academy of Family Physicians: 2007

Writing Group to Review New Evidence and Update the ACC/AHA 2004 Guidelines for the Management of Patients With ST-Elevation Myocardial Infarction, Writing on Behalf of the 2004 Writing Committee. Circulation, 2008, 117(2): 296-329

37. Pullicino P, Thompson JL, Barton B, et al.Warfarin versus aspirin in patients with reduced cardiac ejection fraction(WARCEF): rationale, objectives, and design. J Card Fail, 2006, 12: 39-46

38. Bonow RO, Carabello BA, Kanu C, et al.ACC/AHA 2006 guidelines for the management of patients with valvular heart disease: a report of the American College of Cardiology/American Heart Association Task Force on Practice Guidelines(writing committee to revise the 1998 Guidelines for the Management of Patients With Valvular Heart Disease): developed in collaboration with the Society of Cardiovascular Anesthesiologists: endorsed by the Society for Cardio- vascular Angiography and Interventions and the Society of Thoracic Surgeons. Circulation, 2006, 114(5): e84-231

39. Singer DE, Albers GW, Dalen JE, et al.Antithrombotic therapy in atrial fibrillation: American College of Chest Physicians Evidence-Based Clinical Practice Guidelines(8th edition). Chest, 2008, 133(suppl 6): 546S-592S

40. Karen L, Furie, Scott E, et al. Guidelines for the Prevention of Stroke in Patients With Stroke or Transient Ischemic Attack. Stroke, 2011, 42: 227-276

41. PROGRESS Collaborative Group. Randomised trial of a perindopril-based blood-pressure-lowering regimenamong 6105 individuals with previous stroke or transient ischaemic attack. Lancet, 2001, 358: 1033-1041

42. Rashid P, Leonardi-Bee J, Bath P. Blood pressure reductionand secondary prevention of stroke and other vascular events: a systematic review. Stroke, 2003, 34: 2741-2748

43. Schrader J, Luders S, Kulschewski A, et al. Morbidity and Mortality After Stroke, Eprosartan Compared with Nitrendipine for Secondary Prevention: principal results of a prospective randomized controlled study(MOSES). Stroke, 2005, 36: 1218-1226

44. Yusuf S, Diener HC, Sacco RL, et al. Telmisartan to prevent recurrent stroke and cardiovascular events. N Engl J Med, 2008, 359: 1225-1237

45. Pezzini A, Zotto ED, Padovani A. Homocysteine and cerebral ischemia: pathogenic and therapeutical implications. CMC, 2007, 14: 1-14
46. Albert CM, Cook NR, Gaziano JM, et al. Effect of folic acid and B Vitamins on risk of cardiovascular events and total mortality among women at high risk for cardiovascular disease: a randomized trial. JAMA, 2008, 299: 2027-2036
47. Zhang H, Thijs L, Stacssen JA. Blood pressure lowering for primary and secondary prevention of stroke. Hypertension, 2006, 48: 187-195
48. Chalmers J. ADVANCE study: objectives, design and current status. Drugs, 2003, 63: 39-44
49. Gradman AH, Basile JN, Carter BL, et al. Combination therapy in hypertension. Combination therapy in hypertension. J Am Soc Hypertens, 2010, 4: 42-50
50. Ebrahim S, Sung J, Song YM, et al. Serum cholesterol, haemorrhagic stroke, ischaemic stroke, and myocardial infarction: Korean national health system prospective cohort study.BMJ, 2006, 333: 22
51. Freiberg JJ, Tybjaerg-Hansen A, Jensen JS, et al.Nonfasting triglycerides and risk of ischemic stroke in the general population. JAMA, 2008, 300: 2142-2152
52. Bansal S, Buring JE, Rifai N, et al. Fasting compared with nonfasting triglycerides and risk of cardiovascular events in women. JAMA, 2007, 298: 309 -316
53. Bang OY, Saver JL, Liebeskind DS, et al.Association of serum lipid indices with large artery atherosclerotic stroke. Neurology, 2008, 70: 841-847
54. Sanossian N, Saver JL, Navab M, et al.High-density lipoprotein cholesterol: an emerging target for stroke treatment. Stroke, 2007, 38: 1104-1109
55. Sacco RL, Adams R, Albers G, et al. Guidelines for prevention of stroke in patients with ischemic stroke or transient ischemic attack: a statement for healthcare professionals from the American Heart Association/American Stroke Association Council on Stroke: co-sponsored by the Council on Cardiovascular Radiology and Intervention. Circulation, 2006, 113: 409-449

56. Collins R，Armitage J，Parish S，et al.Effects of cholesterol- lowering with simvastatin on stroke and other major vascular events in 20536 people with cerebrovascular disease or other high-risk conditions. Lancet，2004，363：757-767

57. Amarenco P，Bogousslavsky J，Callahan AS，et al.Design and baseline characteristics of the stroke prevention by aggressive reduction in cholesterol levels（SPARCL）study. CerebrovascDis，2003，16：389-395

58. Arauz A，Murillo L，Cantu C，et al.Prospective study of single and multiple lacunar infarcts using magnetic resonance imaging： risk factors，recurrence，and outcome in 175 consecutive cases. Stroke，2003，34：2453-2458

59. Riddle MC. Effects of intensive glucose lowering in the management of patients with type 2 diabetes mellitus in the Action to Control Cardiovascular Risk in Diabetes（ACCORD）trial. Circulation，2010，122（8）：844-846

60. ZoungasSBE，de Galan，et al. Combined effects of routine blood pressure lowering and intensive glucose control on macrovascular and microvascular outcomes in patients with type 2 diabetes：New results from the ADVANCE trial. Diabetes Care，2009，32（11）：2068-2074

61. Duckworth W，Abraira C，Moritz T，et al. Glucose control and vascular complications in veterans with type 2 diabetes. N Engl J Med，2009，360：129-139

62. Colhom HM，Betteridge DJ，Durrington PN，et al. Primary prevention of cardiovascular disease with atorvastatin in type 2 diabetes in the Collaborative Atovastatin Diabetes Study（CARDS）：multicentre randomized placebo-controlled trial. Lancet，2003，361：2005-2016

63. Wilcox R，Bousser MG，Betteridge DJ，et al.Effects of pioglitazone in patients with type 2 diabetes with or without previous stroke：results from PROactive（PROspective pioglitAzone Clinical Trial In macroVascular Events 04）. Stroke，2007，38：865-873

64. Dormandy JA，Charbonnel B，Eckland DJ，et al. Secondary prevention of macrovascular events in patients with type 2 diabetes in the PROactive Study（PROspective pioglitAzone Clinical Trial In macroVascular Events）：

a randomised controlled trial. Lancet，2005，366：1279 -1289

65. Stranger O，Herrmann W，Pietraik K，et al.DACH-LIGA homocysteine（Germa，Austrian and Swiss）：concensus paper on the rational clinical use of homocysteine，folic acid and B- 维生素 amins in cardiovascular and thrombotic diseases：guidelines and recommendations.Clin chem. Med，2003，41：1392-1403
66. Wald DS，Law M，Morris JK. Homocysteine and cardiovascular disease：evidence on causality from a meta-analysis. BMJ，2002，325：1202-1206
67. Li Z，Sun L，Zhang H，et al. Multicenter Case-Control Study in China. Elevated plasma homocysteine was associated with hemorrhagic and ischemic stroke，but methylenetetrahydrofolate reductase gene C677T polymorphism was a risk factor for thrombotic stroke：a Multicenter Case-Control Study in China. Stroke，2003，34：2085-2890
68. Zhang WL，Sun K，Chen JX. High plasma homocysteine levels contribute to the risk of stroke recurrence and all-cause mortality in a large prospective stroke population. Clinical Science，2010，Clin Sci（Lond）. 118：187-194
69. Sun Y，Chien KL，Hsu HC，et al. Use of serum homocysteine to predict stroke，coronary heart disease and death in ethnic Chinese. 12-year prospective cohort study. CIRC J，2009，73（8）：1423-1430
70. Wang X，Qin X，Demirtas H，et al. Efficacy of folic acid supplementation in stroke prevention：a meta-analysis. Lancet，2007，369：1876-1882
71. Grundy SM. Metabolic syndrome：connecting and reconciling cardiovascular and diabetes worlds. J Am Coll Cardiol，2006，47：1093-1100
72. Bang OY，Kim JW，Lee JH，et al. Association of the metabolic syndrome with intracranial atherosclerotic stroke. Neurology，2005，65：296-298
73. Milionis HJ，Rizos E，Goudevenos J，et al.Components of the metabolic syndrome and risk for first-ever ischemic nonembolic stroke in elderly subjects. Stroke，2005，36：1372-1376
74. Gorter PM，Olijhoek JK，van der Graff Y，et al. Prevalence of the metabolic syndrome in patients with coronary heart disease，cerebrovascular disease，peripheral arterial disease or abdominal aortic aneurysm. Atherosclerosis，2004，173：363-369

75. Kernan WN, Ovbiagele B, Black HR, et al. Guidelines for the prevention of stroke in patients with stroke and transient ischemic attack: A guideline for healthcare professionals from the american heart association/american stroke association. Stroke, 2014, 45: 2160-2236

第五章 出血性脑卒中的治疗

目前，出血性脑卒中临床上多根据病情进行综合治疗。病情轻微者多采用内科治疗，病情危重者可采用外科手术治疗。临床研究表明，合理的药物治疗可以改善出血性脑卒中患者预后。因此，在没有特效治疗方法的情况下，制定合理、规范的内科治疗指南具有重要的临床意义。这些基于循证医学证据制定的指南，是临床医生制订治疗方案的有力依据。

第一节 脑 出 血

脑出血（intracerebral hemorrhage，ICH）是指原发性非外伤性脑实质内出血，在我国约占全部脑卒中的20%～30%，发病率为每年60/10万～80/10万，急性期病死率为30%～40%。

脑出血常见病因包括高血压、脑血管畸形、脑淀粉样血管病、溶栓治疗所致脑出血、抗凝治疗所致脑出血、瘤卒中等，高血压性脑出血最常见。脑血管畸形常见于年轻患者。脑淀粉样血管病是老年脑叶出血常见原因之一。应用溶栓和抗凝药物可增加脑出血的发生率。其他可引起脑出血的药物有苯丙胺、类麻黄碱、盐酸苯丙醇胺、可卡因等。感染、非炎症性血管炎、静脉血栓、血液透析等也可导致脑出血。

对于脑出血患者，应详细了解既往病史，包括高血压、血液病、肝病、抗凝和抗血小板药物的使用、药物滥用等。进行血常规、凝血功能、肝功能、血小板功能等检查，必要时行脑血管造影检查，明确病因。

一、脑出血患者的急诊诊断与评估

由于 ICH 发生后的几小时内病情常急剧恶化，ICH 的快速诊断与评估也就显得尤为重要。超过 20% 患者在此过程中格拉斯哥昏迷评分（GCS）下降超过 2 分，若 GCS 平均下降 6 分，则人群病死率大于 75%。

院前急救首先应提供呼吸和循环支持并尽快转送到最近的具有诊疗急性卒中患者救治条件的医疗单位；其次，院前急救人员应了解患者的发病时间（已知完全正常的时间为基线时间）、病史、服用药物的情况；另外，院前急救人员还应预先通知并告知急诊科该疑似 ICH 患者的情况以备急救通道和 CT 检查等。

单纯依靠临床表现很难确诊卒中的性质，因此神经影像学检查证据是必需的。CT 和 MRI 都是病情最初评价的良好选择。CT 对急性出血很敏感，是判断急性出血的金标准；MRI 梯度回波（GRE）和磁敏感加权成像（SWI）两个序列对识别急性出血都很敏感，而 MRI-GRE 的 T_2 加权像对识别早期出血更有价值。

ICH 发生后病情进展迅速常因为仍有颅内活动性

出血，血肿扩大可在脑出血发病后数小时内发生。血肿扩大是病情进展和致残率、死亡率增加的重要先兆。CT血管造影和增强CT扫描发现造影剂外溢到血肿内是血肿扩大的重要依据。另外，如果临床怀疑或者其他检查提示有可引起继发性脑出血的潜在血管病变，应该考虑经导管血管造影。如果血肿部位、组织水肿程度或颅内静脉窦内有异常信号，提示静脉血栓形成，应该考虑MRI或CT静脉造影。

推荐意见：

（1）快速影像学检查（CT或MRI）来鉴别缺血性脑卒中和ICH（Ⅰ类推荐，A级证据）。

（2）行CT血管造影和增强CT以筛选具有血肿扩大风险的患者（Ⅱb类推荐，B级证据）；如果临床表现和影像学检查可疑，CT血管造影、静脉造影、增强CT、增强MRI、MRA、静脉造影对发现潜在器质性病变具有一定价值，包括血管畸形、肿瘤等（Ⅱa类推荐，B级证据）。

二、脑出血的病因治疗

对于病因明确的脑出血患者，应积极治疗原发疾病，避免继续出血和再出血。

（一）高血压脑出血

在脑出血急性期应合理地调控血压。一般可先降低收缩压的15%～20%，或暂时控制血压到160～170mmHg/90～105mmHg的范围。进入恢复期后，应严格地控制血压，尽可能地将血压降至正常水平。

（二）脑血管畸形

应择期行外科治疗（AVM 切除术或栓塞术）或放射治疗。

（三）药物引起的脑出血

1. 停止使用溶栓、抗凝等引起脑出血的药物。

2. 尽快纠正 INR 长期口服华法林患者，静脉注射维生素 K 可在数小时内纠正 INR。也可应用新鲜冰冻血浆（FFP）、浓缩凝血酶原复合物（PCCs）降低 INR。起效较慢、过敏性和传染性输血反应、需提高处理等缺点限制了 FFP 的应用。PCCs 中有凝血因子Ⅸ、Ⅱ、Ⅶ、Ⅹ，能在数分钟内将 INR 降至正常。PCCs 可能增加发生血栓性事件的风险，但不良反应较 FFP 少。重组因子Ⅶa（rFⅦa）虽然可以很快纠正口服抗凝剂患者的 INR，但不能补充所有维生素 K 依赖的凝血因子，可能不能促进体内凝血酶生成和凝血功能恢复。

（四）瘤卒中

择期行肿瘤切除术。

（五）脑静脉血栓形成

1. 应积极去除各种诱因，包括纠正脱水、增加血容量、降低血黏度、改善脑血液循环等。积极应用抗生素控制感染，并处理原发感染灶。

2. 抗凝治疗 急性期静脉滴注肝素或皮下注射低分子肝素进行抗凝治疗；慢性期口服华法林抗凝治疗。即使并发脑出血，也宜进行抗凝治疗。静脉再通后，反而有利于改善脑静脉血栓形成的并发脑出血。

（六）血管炎

感染性血管炎应积极应用抗生素控制感染。非感染性血管炎可应用糖皮质激素或免疫抑制剂治疗。

（七）血液病

针对不同病因，补充缺乏的凝血因子，纠正凝血功能障碍。血小板减少时，应补充血小板。血友病患者，补充凝血因子Ⅷ或Ⅸ。严重凝血因子缺乏或严重血小板减少症患者，应分别接受适当的凝血因子替代治疗或血小板替代治疗（Ⅰ类推荐，C级证据）。

三、脑出血患者的一般住院管理

（一）重症监护和神经专科护理

1. 重症监护　急性脑出血患者的病情变化往往发生在发病后的最初几天内。进行早期监护，及时发现生命体征、神经功能、心肺功能变化，及早对症处理，可改善脑出血患者的转归。临床研究表明，在神经专科重症监护室中进行监护、治疗的脑出血患者的死亡率降低了。因此，在有条件的医疗机构中，应尽可能将脑出血患者收入重症监护室进行监护及神经专科护理。

监护项目包括生命体征、神经功能评估、心电图、血氧饱和度、血糖。接受静脉血管活性药物治疗的患者，考虑进行持续性动脉内压力检测。对GCS评分≤8分、出现脑疝临床表现、重度脑室出血或脑积水的患者，应考虑进行颅内压监测。

2. 神经专科护理　包括以下项目：

(1) 卧床休息：一般应卧床休息2～4周。颅内压升高患者，应抬高床头30°。

（2）避免血压升高的诱因：使患者保持安静。避免不必要的操作，以免刺激患者。非昏迷患者，尽量不行导尿，必要时行临时导尿。可适当应用通便药物，保持大便通畅。患者烦躁不安时，尽早解除病因，必要时可适量应用镇静药。

（3）保持呼吸道通畅：舌后坠者，应尽量侧卧位。肺部感染者，应定时翻身、拍背，及时吸痰。昏迷患者应将头歪向一侧，以利于口腔分泌物或呕吐物流出，并可防止舌根后坠阻塞呼吸道，随时吸出口腔内的分泌物和呕吐物。必要时行气管插管或气管切开。

（4）吸氧：有意识障碍、血氧饱和度下降（<90%）或有缺氧现象（PaO_2<60mmHg）的患者应给予吸氧。

（5）鼻饲：昏迷或有吞咽困难者在发病第2～3天即应鼻饲。

（6）预防感染：加强口腔护理，及时吸痰，保持呼吸道通畅；留置导尿时应做膀胱冲洗，昏迷患者可酌情用抗生素预防感染。

3. ICU内脑出血患者需接受的特殊护理

（1）ICP、脑灌注压和血流动力学检测。

（2）制定并执行ICP、血压、机械通气、发热和血糖管理的治疗方案。

（3）适当体位摆放、维持气道通畅和在患者耐受范围内进行适当活动，以预防卧床并发症。

推荐意见：

ICH患者的初始监护和管理应在重症监护病房进

行，并配备具有神经重症专业知识的医护人员（Ⅰ类推荐，B级证据）。

（二）血糖管理

不论是否合并糖尿病，ICH患者入院时高血糖均提示更高的病死率和更差的临床预后。另外，高血糖和低血糖均可加重脑水肿。目前，ICH患者血糖控制的最佳方案及控制目标仍未明确，尽量避免低血糖。

推荐意见：

应监测血糖，且将血糖控制在正常范围（Ⅰ类推荐，C级证据）。

（三）体温管理

发热可加重脑损伤。发热持续时间是脑出血患者预后的预测因素之一。脑出血时体温升高的机制包括：感染、血肿吸收引起的吸收热、间脑受累引起中枢性高热。应积极预防或治疗感染，给予物理降温或化学降温治疗，使体温降至正常。

亚低温治疗可以减轻脑损伤。但尚无临床证据证明亚低温治疗与脑出血预后之间的关系。

（四）抽搐和抗癫痫药物的应用

ICH发病2周内抽搐发生率为2.7%～17%，大部分发生于ICH发病后的早期。但研究表明抽搐与较差的预后和病死率增高并无相关性。只有临床表现抽搐或脑电图捕捉到癫痫样放电的精神状态明显改变的患者，方可应用抗癫痫药物。预防性应用抗癫痫药物的证据仍不充分。

推荐意见：

抽搐的患者应该应用抗癫痫药物（Ⅰ类推荐，A

级证据）。脑出血患者，如果精神状态差与脑损伤程度不成比例，可能需要做动态脑电图监测（Ⅱa 类推荐，B 级证据）。精神状态改变且脑电图捕捉到癫痫样放电的患者可应用抗癫痫药物（Ⅰ类推荐，C 级证据）。不建议预防性应用抗癫痫药物（Ⅲ类推荐，B 级证据）。

（五）铁离子

一些研究表明血清铁蛋白水平升高与 ICH 患者不良转归及血肿周围水肿体积相关。但目前尚无明确的治疗推荐，还需进一步的研究结果证实。

（六）止血药、抗血小板及预防深静脉血栓形成

高血压脑出血患者，不推荐常规使用止血药物。若有凝血功能障碍，可应用止血药物，常规治疗不超过 1 周。

推荐意见：

（1）合并严重凝血因子缺乏或严重血小板减少的患者应该分别给予适当补充凝血因子或血小板（Ⅰ类推荐，C 级证据）。

（2）INR 升高的口服抗凝药物相关 ICH 患者，应停用华法林，补充维生素 K 依赖的凝血因子，并静脉应用维生素 K 纠正 INR（Ⅰ类推荐，C 级证据）。

（3）曾经应用抗血小板药物治疗的 ICH 患者，输血小板的有效性并不清楚，需要进一步研究（Ⅱb 类推荐，B 级证据）。

（4）ICH 患者可行气压疗法联合弹力袜以防止深静脉血栓形成（Ⅰ类推荐，B 级证据）。

（5）如果出血停止，症状发生1～4天后活动较少的患者可应用小剂量低分子量肝素或普通肝素皮下注射以预防静脉血栓形成（Ⅱb类推荐，B级证据）。

四、脑出血患者的血压管理

急性ICH患者血压往往显著升高，且绝大多数比缺血性脑卒中患者血压升高更显著。急性ICH患者血压升高的机制包括神经内分泌系统改变和颅内压升高。发病后，各种不适也会引起血压升高。理论上，血压升高可能会引起血肿扩大或者再出血，使病情恶化。但血压降得过低，可能降低脑灌注压，加重血肿周边水肿。对于脑出血急性期血压的控制应视患者的年龄、既往有无高血压、有无颅内压增高、出血原因、发病时间等情况而定。

自2007年AHA的ICH指南发布以来，研究已明确了ICH的机制和早期降压的安全性，但降压目标、疗程以及早期强力降压对预后的改善效果尚未知。

一般可遵循下列原则来调控血压：

（1）去除引起血压升高的因素：稳定患者情绪、降低颅内高压、尽量减少有创性操作、解除患者的各种不适等。

（2）降压指标（表5-1）：收缩压>200mmHg或平均动脉压>150mmHg时，应积极进行降血压治疗。收缩压>180mmHg或平均动脉压>130mmHg，并且有颅内高压临床表现时，在降颅压治疗的基础上，可考虑平稳地降低血压。在合并心功能不全、主动脉夹层动脉瘤时，应积极降低血压。临床研究表明，脑出血急性期将收缩压控制在 140mmHg 可能是安全的。

表 5-1　自发性 ICH 患者降压治疗推荐建议

①如 SBP>200mmHg 或 MAP>150mmHg，建议持续静脉应用降压药物快速降压，测血压，每 5 分钟一次
②如 SBP>180mmHg 或 MAP>130mmHg，且存在颅内高压的可能时，应监测颅内压，并间断或持续应用静脉降压药物以降压，保持脑灌注压不低于 60mmHg
③如 SBP>180mmHg 或 MAP>130mmHg，且没有颅内高压的证据，可考虑间断或持续应用降压药物温和降压（如可降压至 160/90mmHg 或 MAP 至 110mmHg），监测血压，每 15 分钟 1 次

注：SBP，收缩压；MAP，平均动脉压

（3）应平稳地降低血压，避免快速大幅度地降低血压。

（4）脑出血进入恢复期后，应积极治疗高血压，使原有高血压降至正常范围。

（5）应积极纠正低血压，提高脑灌注压。

推荐意见：

（1）目前推荐在不同情况下的目标血压可参考表 5-1（Ⅱb 类推荐，C 级证据）。

（2）收缩压 150～220mmHg 的住院患者，快速降压至 140mmHg 可能是安全的（Ⅱa 类推荐，B 级证据）。

五、降低颅内压

脑出血后脑水肿约在 48 小时达到高峰，维持 3～5 天后逐渐消退，可持续 2～3 周或更长。颅内压升高是脑出血患者死亡的主要原因，因此降低颅内压为治疗脑出血的重要任务。

（一）颅内压的监测

当出现颅内压升高表现时，可进行颅内压监测。目前，常用的两种ICP监测方法是脑室内监测和脑实质纤维光学监测。前者不仅可以监测颅内压，还可以进行脑室引流，降低颅内压；后者仅能进行颅内压监测。目前尚无研究表明降低ICP对ICH患者的临床转归有益。二者均为有创性ICP监测方法，可引起颅内感染或颅内出血，发生率分别是4%和3%。

（二）降低颅内压

甘露醇、甘油果糖等高渗脱水药是最常用的降颅压药物。①甘露醇：125～250ml，每6～8小时1次，疗程7～10天，起效快，脱水作用强，常用于脑疝的抢救，但肾功能损害、电解质紊乱等副作用明显；②甘油果糖起效慢，脱水作用温和，常与甘露醇联合应用，肾功能损害、电解质紊乱等副作用较少；③尚可酌情选用呋塞米、白蛋白。类固醇激素降颅压效果不如高渗脱水药，且副作用大，不宜用于降颅压治疗。应用脱水药时要注意维持水及电解质平衡。

推荐意见：

（1）出现以下情况应考虑ICP监测和给予相应处理：ICH患者GCS评分≤8、出现小脑幕疝的临床表现、严重脑室出血、脑积水。建议在脑血流自动调节的基础上保持脑灌注压在50～70mmHg（Ⅱb类推荐，C级证据）（新建议）。

（2）意识水平下降的脑积水患者可行脑室引流（Ⅱa

类推荐，B 级证据）。

六、脑室内出血的处理

自发性 ICH 患者 45% 发生脑室内出血（IVH），IVH 可能是原发或继发的，绝大多数 IVH 继发于高血压性基底核和丘脑出血。尽管置入脑室导管从理论上可以引流脑室内的出血和脑脊液，但是，单用脑室导管效果往往不佳，因为很难保持导管通畅并持续缓慢清除脑室内的出血。因此在 IVH 发病时使用溶栓药物作为脑室导管的辅助手段已经引起了研究人员的广泛兴趣。

推荐意见：

尽管脑室内应用组织型纤溶酶原激活剂看起来并发症发生率不高，但是这种治疗方法的有效性和安全性仍处于研究阶段（Ⅱb 类推荐，B 级证据）。

七、血肿的清除

ICH 患者是否手术及手术时机仍有争议。目前手术的指征是：中青年 ICH 患者，由于血肿较大，脑疝风险较高，不适宜保守治疗者，但是关于上述患者的推荐建议尚不确定。

鉴于手术清除血肿是有争议的，目前还没有其他确切的清除血肿的方法。数个研究小组开展了微创的血肿清除技术，把溶栓或内镜吸收血肿与立体定向设备联合起来，但是均未显示可改善临床预后。

早期手术的时机目前尚未达成共识。临床研究中发病到手术的时间从 4～96 小时不等，从而导致比较不同手术时机对预后的影响相当困难。

推荐意见：

（1）对于大多数 ICH 患者而言，手术的作用尚不确定（Ⅱb 类推荐，C 级证据）（新建议）。

（2）小脑出血伴神经功能恶化、脑干受压和（或）脑室梗阻致脑积水者应尽快手术清除血肿（Ⅰ类推荐，B 级证据）（根据前版修订）。不推荐以脑室引流作为这类患者的初始治疗（Ⅲ类推荐，C 级证据）（新建议）。

（3）脑叶出血超过 30ml 且血肿距皮层表面 1cm 以内者，可考虑开颅清除幕上血肿（Ⅱb 类推荐，B 级证据）（根据前版修订）。

（4）利用立体定向或内镜，加或不加溶栓药物，以微创的方式清除血肿，其效果尚不确定，目前正处于研究阶段（Ⅱb 类推荐，B 级证据）（新建议）。

（5）尽管理论上来看有效，但是无明确证据表明超早期清除幕上血肿可改善临床预后或降低死亡率。早期开颅清除血肿可能增加再出血风险，从而产生负面作用（Ⅲ类推荐，B 级证据）。

八、转归预测

目前已有较多研究建立了对脑出血患者病死率和功能转归的模型，这些分析模型多包括个体化患者特征、年龄、血肿部位及体积、是否合并有脑室出血及出血量。但仍无意向转归预测模型包括医疗局限因素的影响，及不复苏（do not resuscitate，DNR）医嘱或技术支持系统的撤除。但 DNR 的判断是基于不确切的背景之上，因此判断时需特别谨慎。

推荐意见：

（1）建立DNR判断至少延迟在脑出血发病后进行全面积极救治的第2天（Ⅱa级推荐，B级证据）。

（2）除非有明确指征，否则任何患者都应接受合适的内科和外科治疗。

九、预防脑出血的复发

与ICH复发最具相关性的危险因素是初次出血的部位，这可能与脑叶淀粉样脑血管病的复发有关。另一些与ICH复发相关的因素包括：年龄、ICH后抗凝药的应用、本次ICH之前的脑出血史等。

高血压是目前所知预防ICH复发最重要的可干预因素，目前最佳血压控制目标还缺乏专门的研究证据，但是目前认可的合理血压是小于140/90mmHg（合并糖尿病和慢性肾损害者小于130/80mmHg）。

口服抗凝药物的ICH患者预后往往较差，且复发率增高，应重新权衡ICH患者服用抗凝药物预防血栓形成的收益与风险。对于深部半球ICH患者是否应用抗凝药物尚没有确切定论。

抗血小板药物对ICH复发和严重程度的影响明显小于抗凝药物，提示对于ICH患者应用抗血小板药物似乎更安全。

推荐意见：

（1）如果基于ICH患者复发风险分层的评估进行其他管理决策，那么需要考虑与ICH复发相关的因素如下：脑叶初次出血、高龄、正在接受抗凝治疗、载脂蛋白Eε2或ε4等位基因的携带者，以及MRI的T_2加权梯度回波示多发微出血灶（Ⅱa类推荐，B级证据）（新建议）。

（2）ICH急性期后，如无明显禁忌，建议良好控制血压，尤其对于出血位于高血压性血管病变部位者（Ⅰ类推荐，A级证据）（新建议）。

（3）ICH急性期后，推荐血压控制目标是小于140/90mmHg，合并糖尿病和慢性肾损害者小于130/80mmHg（Ⅱa类推荐，B级证据）（新建议）。

（4）非瓣膜性心房颤动患者，在发生自发性脑叶出血后，由于复发风险高，建议避免长期服用抗凝药物（Ⅱa类推荐，B级证据）。可考虑对非脑叶性ICH患者应用抗凝药物，对所有ICH患者应用抗血小板药物，尤其是具有这些药物的明确指征时（Ⅰ类推荐，B级证据）（同前版指南）。

（5）避免大量饮酒（Ⅱa类推荐，B级证据）。无充足证据推荐应限制应用他汀类药物或减少体力活动、性活动（Ⅱb类推荐，C级证据）（新建议）。

十、康复治疗

病情稳定后，宜尽早进行神经功能康复训练。不仅可以改善神经功能，而且可以减少肺部感染、下肢深静脉血栓形成、压疮等并发症的发生。应注意调整患者情绪，患者出现焦虑、抑郁时，可给予抗焦虑、抗抑郁药物治疗。

推荐意见：

所有的ICH患者都应当接受多方面康复训练（Ⅱa

类推荐，B 级证据）。如可能，康复应尽早开始并于出院后在社区继续进行，形成良好协作（无缝）项目，以实现早期出院和以家庭为基础的康复来促进恢复（Ⅱa 类推荐，B 级证据）（新建议）。

第二节　蛛网膜下腔出血

蛛网膜下腔出血（subarachnoid hemorrhage，SAH）是各种原因出血，血液流入蛛网膜下腔的统称。临床上可分自发性与外伤性两类，自发性又分为原发性与继发性两种。由各种原因引起软脑膜血管破裂血液流入蛛网膜下腔者称为原发性蛛网膜下腔出血；因脑实质内出血血液流入蛛网膜下腔者称继发性蛛网膜下腔出血。临床上一般指的都是原发性自发性蛛网膜下腔出血，是常见的脑血管疾病之一，其发病率在不同国家和地区有较大差异，总体发病率大约为每年 6/10 万～10/10 万左右。世界卫生组织调查显示中国发病率每年约为 2/10 万，亦有报道为每年 6/10 万～20/10 万。蛛网膜下腔出血约占卒中的 3%～5%，且在卒中导致死亡中占 7%。

临床上将 SAH 分为外伤性与非外伤性两大类，非外伤性 SAH 又称为自发性 SAH，最常见的病因是颅内动脉瘤破裂，脑基底部囊状动脉瘤破裂所致出血约占蛛网膜下腔出血的 85%；非动脉瘤性蛛网膜下腔出血病因包括：外伤、原发性中脑周围良性出血、动静脉畸形、颅内动脉夹层、脑底异常血管网病、高血压动脉硬化、凝血机制障碍、镰状细胞贫血、肿瘤、炎性血管病、感染性疾病、抗凝治疗后、妊娠并发症、垂体卒中、烟雾病、颅内静脉系统血栓等，有少数找不到明确病因。尽管近十几年对 SAH 的诊断方法、血管内和手术治疗技术及围术期管理有了显著的进步，但这些并未改变 SAH 预后较差的结果，其病死率仍高达 45%，存活者亦有很高的残疾率。

一、蛛网膜下腔出血患者的急诊评估和术前治疗

尽管 SAH 患者急诊就诊时并非都有局灶性神经功能障碍，但若患者有包括头痛、不同程度的意识障碍或呕吐等 1 项以上的症状和体征时，急救人员应高度怀疑患者发生 SAH。

SAH 的临床表现是医学上最为独特的症状之一。在清醒患者中发生 SAH 的标志性表现是主诉为“生命中最剧烈的头痛”，约 80% 可提供病史的患者均会这样描述。这种头痛的特点是极为突然，并立即达到最大强度（霹雳样头痛）。头痛的部位比较广泛，如出现局限性的疼痛可能提示动脉瘤破裂的位置（如眼眶部的疼痛与眼动脉的动脉瘤相关）。有 10%～43% 的患者还描述在 SAH 相关性头痛发作前会出现先兆性头痛，疼痛持续数分钟或数小时，机制可能是血液渗漏。这种先兆性头痛会使早期再出血的几率增加 10 倍。尽管动脉瘤破裂好发于活动或激动时，但蛛网膜下腔出血可发生于任何时候，包括睡眠中。除了头痛的出现，可能还会伴有≥1 项下列症状和体征：包括恶心和（或）呕吐、颈项强直、背痛、畏光、癫痫、短暂性意识丧失、昏迷、视网膜前或

玻璃体膜前出血或局灶性神经功能缺损（包括脑神经麻痹）。多达12%的患者在接受医疗诊治前死亡。

在SAH发病的当天，CT扫描几乎总可检测到血液在蛛网膜下腔（基底池内）的典型分布状态。因此，如果临床怀疑SAH，应行颅脑CT扫描来明确诊断。现代CT技术提供了在SAH发病早期检测蛛网膜下腔血液的一种敏感方法。不过，在首次SAH发病后，蛛网膜下腔的血液随着时间的推移会出现吸收和再分配，CT扫描的敏感性也随之降低。在首次SAH出血后5天，CT能在约85%的患者中检测到蛛网膜下腔血液；而在2周后，检出率则不到30%。磁共振液体衰减翻转恢复序列在SAH急性期敏感性与CT相当。而在SAH发病后数周内MRA明显优于CTA，从而成为对经过血管内治疗的动脉瘤进行随访的一种可靠工具。但在动脉瘤手术治疗（夹闭）后，MR的价值由于金属伪影的存在而降低。对于既往或临床怀疑SAH的病例，如果CT和（或）MR检查结果为阴性或不能明确诊断，就必须行腰椎穿刺。无色透明的正常脑脊液（CSF）能排除在最近2～3周内发生过SAH的可能。当抽出血性CSF时，必须考虑到穿刺出血的可能。与血性CSF相比，检测到血液降解导致的黄变对于诊断SAH更为可靠，但其特异性不高。由于血液降解需要数小时时间，因此推荐在SAH发病后6～12小时行腰椎穿刺。

全脑血管造影仍然是检测、证实和定位动脉瘤的金标准。在经验丰富的医疗中心，这项有创性检查的并发症发生率<0.5%。侵入性较小的检查方法包括MRA

和 CT 血管造影（CTangiography，CTA）。MRA 是一种安全技术，但敏感性不如数字减影血管造影（digital subtraction angiogaphy，DSA），而且不适用于躁动患者或在 SAH 急性期需要监护的患者。CTA 检查耗时短于 MRA，检测脑动脉瘤的敏感性和特异性分别为 77%～97% 和 87%～100%。不过，其敏感性随着动脉瘤体积的减小而降低：对于微小动脉瘤（<3mm），CTA 的敏感性为 40%～90%。对于 MRA 而言，也观察到类似的敏感性降低。随着 CTA 和 MRA 技术的进一步改进，预计 DSA 的应用会继续减少。对于 CT 显示蛛网膜下腔血液具有特定分布模式的患者，CTA 与 DSA 基本一致。

对 SAH 患者应首先维持气道通畅、呼吸和循环功能。若患者出现意识障碍、呼吸困难时，应行气管插管，监测心脏情况，避免血压波动，放置胃管以避免误吸。一定要记录可影响患者预后的危险因素，如年龄、高血压史、发病至接诊的时间以及接诊时血压等。目前，有多种评价量表可对 SAH 患者进行评价，包括 Hunt-Hess 分级、Fisher 分级、Glasgow 昏迷评分以及 WFNS 分级，急救人员应选择 1 种量表对 SAH 患者进行评估。如果在患者被送往的医院没有专科医师，急救人员应考虑把患者转送至其他医院。

推荐意见：

（1）SAH 是一种常被误诊的急症。对突发严重头痛的患者应高度怀疑其是否存在 aSAH。（Ⅰ类推荐，B 级证据）。对怀疑为 SAH 的患者应行 CT 常规扫描检查（Ⅰ

类推荐，B 级证据)，对 CT 检查阴性者强烈建议经腰椎穿刺行脑脊液化验检查(Ⅰ类推荐，B 级证据)；SAH 患者应考虑进行 CTA 检查。若 CTA 检查发现动脉瘤，其可帮助指导选择何种动脉瘤修补术，但如果 CTA 的结果不能确定诊断，仍推荐完善 DSA 检查(除非患者可能为典型的中脑周围 SAH)(Ⅱb 类推荐，C 级证据)。3D 重建 DSA 技术可以探查 aSAH 患者的动脉瘤(除非动脉瘤在此前已经无创性血管成像诊断明确)以及规划进一步治疗(判断动脉瘤是否适于行弹簧圈栓塞术还是快速显微外科手术予以修补)(Ⅰ类推荐，B 级证据)。

(2) 经过验证的量表(如 Hunt 和 Hess 分级及世界神经外科医师联盟量表)快速判断 aSAH 的初始临床严重程度，因为这是最有效的 aSAH 预后指标(Ⅰ类推荐，B 级证据)。

二、蛛网膜下腔出血后再出血的预防

对于动脉瘤性蛛网膜下腔出血患者，至关重要的急性期治疗是处理责任动脉瘤。动脉瘤再出血有很高的死亡率，幸存者功能较难恢复且预后较差。高达 15% 的患者在初次出血后几小时内再出血，即出血发生在运送患者途中或治疗小组处理颅内动脉瘤之前。首次出血后第 1 天存活的患者，再出血累积风险为 35%～40%，死亡率约 40%。4 周后再出血的风险下降至每年 3%。

再出血是动脉瘤性 SAH 最严重的并发症，大量出血迅速导致患者死亡。未处理的破裂动脉瘤中，最初 24 小时内至少有 3%～4% 的再出血风险——这一风险有可能更高——有很高的比例在初次发病后立即发生（2～12 小时内）。此后再出血风险第 1 个月是每日 1%～2%，3 个月后的长期风险是每年 3%。再出血的临床表现为急性或加重性头痛、意识水平下降、脑干反射消失、特殊姿势、呼吸停止或癫痫，脑室外引流液增加或 CSF 颜色由清亮变为红色，平扫头部 CT 可确诊再出血。考虑到动脉瘤再出血一般在发病早期发生，应尽可能在发病 72 小时内处理动脉瘤以预防再出血。在怀疑蛛网膜下腔出血时，预防再出血的根本方法是尽早闭塞责任动脉瘤。

与动脉瘤再出血相关的因素包括更长时间才对动脉瘤进行处理、入院时神经状况较差、初始即有意识丧失、早先的预警性头痛发作（剧烈头痛发作持续>1 小时而没有进行 aSAH 的诊断）、更大的动脉瘤体积以及收缩压>160mmHg。

卧床休息是预防 SAH 患者再出血的重要措施。尽管单纯卧床并不能降低再出血的发生率，但它是预防再出血治疗的一部分。

自 aSAH 发作至动脉瘤闭塞治疗期间应严格控制急性高血压，这一点已经达成广泛共识，但血压控制的参考目标尚未明确。多种药物可静脉滴注用以控制血压。尼卡地平的平稳降压效果优于拉贝洛尔和硝普钠，尽管尚缺乏不同临床预后情况的相关数据。虽然降低脑灌注压可能会导致脑缺血，一项对神经重症患者的队列研究发现，应用尼卡地平与脑氧分压的降低并无关联。氯维地平是一种非常短效的钙通道阻滞剂，也可以作为控制急性高血压的选择，但目前仍缺乏有关其用于 aSAH 的数据。

当存在动脉瘤闭塞治疗延迟时，抗纤溶疗法显示出了可降低动脉瘤再出血风险的作用。某转诊中心制定了一项方案，即短期应用氨基己酸以预防患者在转诊过程中的再出血。这种方法可在不增加迟发性脑缺血（delayed cerebral ischemia，DCI）出血风险的情况下，降低再出血的发生率，但对 3 个月时的临床结局并无影响。其还可增加下肢深静脉血栓形成的风险，但肺栓塞并没有增加。氨基醋酸和氨甲环酸都没能获得美国食物药品管理局的批准，用以预防动脉瘤再出血。

治疗动脉瘤性蛛网膜下腔出血的主要目的是处理已破裂的责任动脉瘤，即去除出血源防止再出血。目前有两种主要的治疗方法：神经外科开颅夹闭动脉瘤和神经介入血管内弹簧圈栓塞动脉瘤。两种治疗方式均有其优势和缺陷。一般认为，宽颈动脉瘤、动脉瘤体发出分支血管、大脑中动脉动脉瘤以及动脉瘤同时合并血肿的患者应该优先考虑夹闭术，而基底动脉瘤或老年患者（>70 岁，瘤颈窄，后循环）应该优先考虑血管内弹簧圈栓塞术。应该在理论和技术允许的情况下，尽快处理动脉瘤以预防再出血；如果条件允许，应该在出现症状后的 72 小时内进行处理。

推荐意见：

（1）必须监测患者血压，应使用可静脉滴注的药物控制血压，以预防卒中、高血压相关性再出血，并维持脑灌注压（Ⅰ类推荐，B 级证据）。降低再出血风险所需的血压控制幅度尚未确定，但收缩压降至<160mmHg 是合理的（Ⅱa 类推荐，C 级证据）。

（2）当患者无法避免延迟进行动脉瘤闭塞治疗时，若其再出血风险较高，且没有绝对禁忌证时，应用氨甲环酸或氨基己酸进行短期治疗（<72 小时）以降低早期动脉瘤再出血的风险是合理的（Ⅱa 类推荐，B 级证据）。

（3）大部分患者均应尽早进行外科夹闭或血管内弹簧圈栓塞动脉瘤，以降低 aSAH 后再出血的发生率（Ⅰ类推荐，B 级证据）。推荐尽可能完全闭塞动脉瘤（Ⅰ类推荐，B 级证据）。

三、蛛网膜下腔出血后脑血管痉挛的处理

迟发性脑缺血（delayed cerebral ischemia，DCI）和脑血管痉挛是 SAH 之后最常见的并发症。约 70% 动脉瘤性蛛网膜下腔出血（aSAH）患者会发生脑血管痉挛，36% 患者会出现迟发性脑缺血，脑血管痉挛开始于发病第 3～5 天，在第 5～14 天，动脉管腔最狭窄，发病 2～4 周内逐渐缓解。症状性血管痉挛是由脑动脉狭窄导致的缺血综合征，其特点是隐袭出现的意识模糊及意识水平下降，同时伴有局部运动和（或）语言障碍，如果血管痉挛非常严重，还会发生脑梗死。迟发性脑缺血定义为临床上患者出现临床恶化（局灶神经功能缺损、意识水平下降）或影像学新发梗死，除外其他原因所致（脑积水、再出血、发热、感染、代谢紊乱、癫痫等）。近年来，临床和基础研究发现，血管痉挛与患者的预后相关性不高，而症状性血管痉挛以及影像学发现的新发梗死病灶即迟

发性脑缺血，与患者的预后及临床过程密切相关。DCI目前发病机制尚不明确，包括血管长时间的动脉收缩、血液成分的崩解、动脉壁的结构改变及所产生的炎症反应，继发脑微循环的灌注减少。Frontera等对580例蛛网膜出血患者按照血管痉挛、症状性血管痉挛、DCI不同定义进行判定，并各自评价其与临床表现和预后的相关性，最终发现，临床及影像学发现的DCI与临床和预后最为密切相关，而不是单纯的血管痉挛。

经颅多普勒超声（TCD）监测血管痉挛能否成为ICU的常规检查，临床上对此仍然存在争议，Lindegaard比值（脑血流与同侧颅外颈内动脉血流的速度比）很有价值，对于颈内动脉床突上段、大脑前动脉、大脑中动脉和椎-基底动脉系统，当比值在5～6时，则可证明患者存在脑血管痉挛，需根据个体情况进行治疗。但目前，还未能充分证明根据TCD治疗SAH是否能改善预后。

尽管连续的神经学检查十分重要，但对临床分级较差的患者而言，其敏感性有限，因此需要根据临床情况调整诊断方法。多种诊断工具常用以判定动脉狭窄和（或）灌注异常或脑氧合降低，这些不同的工具均有其优点和缺点。尽管一些试验针对大动脉狭窄的诊断准确性对某些方法进行过比较性研究，但尚无随机试验比较应用不同诊断方法对患者结局的影响。有证据支持，与解剖相关的成像技术发现动脉狭窄或经颅多普勒超声发现血流速度改变相比，灌流成像通过显示低灌注区可能会更为准确地判别DCI，尤其在大脑中动脉区域可获得最佳数据。CT 灌注成像技术极具发展前途，尽管造影剂负荷和辐射暴露风险限制了其重复应用。

若已明确血管痉挛的诊断，则应尽早进行治疗，如改善血流动力学治疗和血管内介入治疗。治疗血管痉挛的目的是通过控制颅内压以降低耗氧率、改善脑血流量（cerebral blood flow，CBF），从而减少缺血性神经功能损伤。在改善 CBF 的过程中，高血压、高血容量治疗已经成为脑血管痉挛治疗的主要方法。在治疗过程中，避免血容量过低是可行的，但目前尚无证据支持预防性高血流动力学的治疗有效。在预防脑血管痉挛时，应注意防止全身性代谢损害，如高血糖、酸中毒、电解质紊乱、缺氧、高热和有创性操作导致的败血症等，从而避免脑血管痉挛带来的进一步缺血性脑损害。

钙通道阻滞剂，尤其是尼莫地平，已被批准在美国使用，因为该药被证实可降低患者死亡率并促进脑功能的恢复。但是，目前尚无证据显示，患者服用此药物可减少经血管造影证实的血管痉挛的发生。近日一项综合荟萃分析证实尼莫地平可通过脑保护机制而非预防大血管痉挛狭窄来改善神经结局。

根据个案报道和非对照试验的结果，很多医师使用诱导高血压和高容量的方法改善了患者预后。主动升高动脉压和增加血浆容量增加了脑水肿、梗死的出血转化、可逆性白质脑病、心肌梗死和充血性心力衰竭的风险。诊断为 DCI 后的初步治疗为诱导患者建立高血流动力学状态以改善脑灌注。过去的高血流动力学包括血液稀释、高血容量及和高压疗法。目前临床已将重点自上述的3H治疗转移至维持正常容量和诱导产生高血压。

推荐意见：

（1）所有aSAH患者均应口服尼莫地平，每次40～60mg，4～6次/日，连用21日可降低SAH所致各种严重并发症的风险，其他口服药物以及静脉注射钙拮抗剂的疗效尚不明确（Ⅰ类推荐，A级证据）。

（2）推荐维持正常容量和正常循环血容量以预防DCI（Ⅰ类推荐，B级证据）。

（3）应用经颅多普勒超声监测动脉痉挛的发生是合理的（Ⅱa类推荐，B级证据）。CT或磁共振灌注成像可用于发现潜在的脑缺血区域（Ⅱa类推荐，B级证据）。

（4）建议诱导性提高DCI患者血压，除非患者在基线时血压已有升高或心功能状态不允许，但目前缺乏其改善临床预后的证据（Ⅰ类推荐，B级证据）。

四、蛛网膜下腔出血合并脑积水的治疗

SAH病例中有15%～25%出现明显的脑积水并发症；包括急性梗阻性脑积水与迟发性交通性脑积水。脑积水的临床表现主要为头痛、逐渐进展性意识水平下降、精神运动减慢，短期记忆受损，向上凝视受限，第Ⅵ对脑神经麻痹和下肢反射亢进、尿失禁等。急性阻塞性脑积水导致颅内压（ICP）升高时，患者可能会由于脑干受压而出现昏迷。

急性神经功能恶化及CT发现进展性脑室扩大是脑室外引流的明确指征。但入院时患者意识不清且CT发

现脑室扩大，行脑室外引流是有争议的。因为神经功能损伤可能是由于早期出血导致而并非脑积水。这些患者可以观察24小时，有些患者不干预也有所改善。如果连续CT检查发现进展性的脑室扩大或者神经功能恶化，是脑室外引流指征。许多数据表明如果引流在平均压（<10cmH_2O）下进行，脑室外引流不会增加动脉瘤再出血的发生率。

18%～26%存活的患者中因慢性脑积水需要永久脑室分流术。需要永久分流与高龄、急性脑水肿、脑室出血、临床表现差及女性患者相关。SAH后有慢性脑积水症状的患者推荐使用临时或永久脑脊液分流术。脑脊液引流后患者有意识障碍好转等。

推荐意见：

（1）aSAH相关性急性症状性的脑积水应通过脑脊液分流予以治疗（根据临床情况选择EVD或腰池引流）（Ⅰ类推荐，B级证据）。

（2）SAH相关性慢性症状性脑积水应通过持续脑脊液引流予以治疗（Ⅰ类推荐，C级证据）。

五、蛛网膜下腔出血合并癫痫的治疗

7%的患者在发病时出现癫痫发作，但其对预后的影响目前还不明确。另外10%的患者在发病后头几周内出现癫痫，0.2%的患者出现惊厥性癫痫持续状态。回顾性研究发现了一些与早期发生aSAH相关性癫痫有关的危险因素，包括大脑中动脉动脉瘤、aSAH的血块厚度、相关性脑内血肿、再出血、梗死，神经学分级较差及高血压病史。发现8%的昏迷患者出现非惊厥性的癫痫持续状态，但这个比例可能由于选择符合EEG适应证的患者检查而被高估。是否应对所有SAH或昏迷患者进行连续脑电图监测尚不明确。一项回顾性研究提示，持续EEG监测可以预测不良预后，但是不能改善预后。另有一些回顾性研究认为，SAH后预防性应用抗癫痫药物对患者并无益处。一项抗惊厥药（苯妥英钠）对认知功能影响的回顾性研究显示，苯妥英钠对SAH患者出血后3个月的认知功能有不利影响。由于缺乏证据支持使用抗癫痫药物进行预防性治疗，而且可能存在严重药物不良反应的缺点，因此目前不建议使用抗癫痫药物进行预防性治疗。

对于伴有临床明显痫性发作的患者以及伴有脑实质血肿、顽固性高血压、脑梗死或大脑中动脉瘤等迟发癫痫的危险因素患者，可以考虑使用抗癫痫治疗。推荐静脉内给予磷苯妥英或苯妥英钠抗癫痫治疗，预防癫痫相关的再出血，对于SAH分级差的昏迷患者推荐连续的脑电图（cEEG）监测。

推荐意见：

（1）可考虑在出血后立即预防性应用抗惊厥药物（Ⅱb类推荐，B级证据）。临床出现相关症状的患者可以使用抗癫痫药物。没有证据支持预防性使用抗癫痫药物（Ⅳ类推荐，C级证据）。

（2）不推荐对患者长期使用抗癫痫药，但若患者有以下危险因素，如大脑中动脉瘤、脑实质内血肿、脑梗死以及高血压史等则可考虑使用抗癫痫药。

六、对蛛网膜下腔出血后低钠血症和血容量不足的处理

SAH 急性期常常会出现高钠血症和低钠血症。据报道，SAH 后低钠血症的发生率约为 10%～30%。SAH 后低钠血症可由不同机制发展而来。脑耗盐综合征（CSW）及抗利尿激素异常分泌综合征（SIADH）被认为是低钠血症的原因。脑耗盐综合征的诊断更常见于临床分级较差、前交通动脉瘤破裂及脑水肿患者，而且其可能是预后不良的一个独立危险因素。应用晶体或胶体的非对照研究提示，积极的容量复苏可改善脑耗盐对 aSAH 后脑缺血风险的影响。一项回顾性研究提示，在这种情况下，3% 的盐溶液可有效纠正低钠血症。此外，对较高分级的 aSAH 患者，应用高渗盐溶液似乎可增加其局部脑血流量、脑组织供氧及 pH 水平。限制水摄入、应用醋酸氟氢化可的松和高渗盐溶液防止和纠正低钠血症是合理的。

推荐意见：

（1）不建议 aSAH 后应用大量低张液体以及血管内容量浓缩治疗（Ⅲ类推荐，B 级证据）。

（2）联合中心静脉压、肺动脉楔压及体液平衡，监测某些近期 aSAH 患者的血容量状态是合理的，应用晶体或胶体治疗血容量浓缩时也需继续进行监测（Ⅱ类推荐，B 级证据）。

（3）限制水摄入、应用醋酸氟氢化可的松和高渗盐溶液防止和纠正低钠血症是合理的。

参考文献

1. Connolly ES，Rabinstein AA，Carhuapoma JR，et al. Guidelines for the Management of Aneurysmal Subarachnoid Hemorrhage：A Guideline for Healthcare Professionals From the American Heart Association/American Stroke Association. Stroke，2012，43（6）：1711-1737
2. Diringer MN，Bleck TP，Hemphill JC，et al. Critical care management of patients following aneurysmal subarachnoid hemorrhage：recommendations from the Neurocritical Care Society's Multidisciplinary Consensus Conference. Neurocrit Care，2011，15（2）：211-240
3. Steiner T，Juvela S，Unterberg A，et al. European stroke organization guidelines for the management of intracranial aneurysms and subarachnoid haemorrhage. CerebrovascDis，2013，35（2）：93-112
4. Ropper AH，Samuels MA. Adams and Victor's Principles of Neurology，9th ed. New York：McGraw-Hill，2009
5. Naval NS，Stevens RD，Mirski MA，et al. Controversies in the management of aneurysmal subarachnoid hemorrhage. Crit Care Med，2006，34：511-524
6. Bor AS，Velthuis BK，Majoie CB，et al.Configuration of intracranial arteries and development of aneurysms：a follow-up study. Neurology，2008，70：700-705
7. Adams HP Jr，Jergenson DD，Kassell NF，et al.Pitfalls in the recognition of subarachnoid hemorrhage. JAMA，1980，244：794-796
8. Edlow JA，Caplan LR. Avoiding pitfalls in the diagnosis of subarachnoid hemorrhage. N Engl J Med，2000，342：29-36
9. Weisberg LA. Ruptured aneurysms of anterior cerebral or anterior communicating arteries：CT patterns. Neurology，1985，35：1562-1566
10. Suarez JI，Tarr RW，Selman WR. Aneurysmal subarachnoid hemorrhage. N Engl J Med，2006，354：387-396
11. Unlu E，Cakir B，Gocer B，et al.The role of contrast-enhanced MR angiography in the assessment of recently ruptured intracranial aneurysms：a comparative study. Neuroradiology，2005，47：780-791
12. Wardlaw JM，White PM. The detection and management of unruptured

intracranial aneurysms. Brain，2000，123（2）：205-221

13. Laumer R，Steinmeier R，Gonner F，et al.Cerebral hemodynamics in subarachnoid hemorrhage evaluated by transcranial Doppler sonography. Part 1. Reliability of flow velocities in clinical management. Neurosurgery，1993，33：1-8
14. Vora YY，Suarez-Almazor M，Steinke DE，et al.Role of transcranial Doppler monitoring in the diagnosis of cerebral vasospasm after subarachnoid hemorrhage. Neurosurgery，1999，44：1237-1247
15. Okada Y，Shima T，Nishida M，et al. Comparison of transcranial Doppler investigation of aneurysmal vasospasm with digital subtraction angiographic and clinical findings. Neurosurgery，1999，45：443-449
16. Sekhar LN，Wechsler LR，Yonas H，et al.Value of transcranial Doppler examination in the diagnosis of cerebral vasospasm after subarachnoid hemorrhage. Neurosurgery，1988，22：813-821
17. Chieregato A，Sabia G，Tanfani A，et al. Xenon-CT and transcranial Doppler in poor-grade or complicated aneurysmatic subarachnoid hemorrhage patients undergoing aggressive management of intracranial hypertension. Intensive Care Med，2006，32：1143-1150
18. Hillman J，Sturnegk P，Yonas H，et al. Bedside monitoring of CBF with xenon-CT and a mobile scanner：a novel method in neurointensive care. Br J Neurosurg，2005，19：395-401
19. Hochberg FH，Fisher CM，Roberson GH. Subarachnoid hemorrhage caused by rupture of a small superficial artery. Neurology，1974，24：319-321
20. Sakaki S，Bito S，Motozaki T，et al.Clinical observation of subarachnoid hemorrhage of unknown etiology. RinshoShinkeigaku，1977，17：31-37
21. Lasjaunias P，Chiu M，ter Brugge K，et al.Neurological manifestations of intracranial dural arteriovenous malformations. J Neurosurg，1986，64：724-730
22. Oppenheim C，Domigo V，Gauvrit JY，et al. Subarachnoid hemorrhage as the initial presentation of dural sinus thrombosis. AJNR Am J Neuroradiol，2005，26：614-617
23. Ohshima T，Endo T，Nukui H，et al.Cerebral amyloid angiopathy as a cause of subarachnoid hemorrhage. Stroke，1990，21：480-483

24. Thompson B, Burns A. Subarachnoid hemorrhages in vasculitis. Am J Kidney Dis, 2003, 42: 582-585
25. Brah S, Thomas G, Chapon F, et al. Subarachnoid hemorrhages form ruptured aneurysms as the presenting feature of lupus cerebral vasculitis. Rev Med Interne, 2011
26. Rinkel GJ.Medical management of patients with aneurysmal subarachnoid haemorrhage. Int J Stroke, 2008, 3: 193-204
27. Johnston SC, Higashida RT, Barrow DL, et al. Recommendations for the endovascular treatment of intracranial aneurysms: a statement for healthcare professionals from the Committee on Cerebrovascular Imaging of the American Heart Association Council on Cardiovascular Radiology. Stroke, 2002, 33: 2536-2544
28. Bederson JB, Connolly ES Jr, Batjer HH, et al. Guidelines for the management of aneurysmal subarachnoid hemorrhage: a statement for healthcare professionals from a special writing group of the Stroke Council, American Heart Association. Stroke, 2009, 40: 994-1025
29. Roos YB, Rinkel GJ, Vermeulen M, et al.Antifibrinolytic therapy for aneurysmal subarachnoid haemorrhage. Cochrane Database Syst Rev, 2003, CD001245
30. Hedner U, Erhardtsen E. Potential role for rFⅦa in transfusion medicine. Transfusion, 2002, 42: 114-124
31. Treggiari-Venzi MM, SuterPM, Romand JA. Review of medical prevention of vasospasm after aneurysmal subarachnoid hemorrhage: a problem of neurointensive care. Neurosurgery, 2001, 48(2): 249-261
32. Vergouwen MD, Vermeulen M, van Gijn J, et al. Definition of delayed cerebral ischemia after aneurysmal subarachnoid hemorrhage as an outcome event in clinical trials and observational studies: proposal of a multidisciplinary research group. Stroke, 2010, 41(10): 2391-2395
33. Carrera E, Schmidt JM.Transcranial Doppler for predicting delayed cerebral ischemia after subarachnoid hemorrhage. Neurosurgery, 2009, 65(2): 316-323
34. Lysakowski C, Walder BMC, Tramer MR. Transcranial Doppler versus angiography in patients with vasospasm due to a ruptured cerebral

aneurysm：A systematic review. Stroke，2001，32（10）：2292-2298
35. Helbok R，Ravi CM，Michael J，et al. Intracerebral monitoring of silent infarcts after subarachnoid hemorrhage. Neurocrit Care，2011，14（2）：162-167
36. Pina C，Sanelli PC，Austin J，et al. Using CT perfusion during the early baseline period in aneurysmal subarachnoid hemorrhage to assess for development of vasospasm. Neuroradiology，2011，53（6）：425-434
37. Sanelli PC，Ugorec I，Johnson CE，et al. Using quantitative CT perfusion for evaluation of delayed cerebral ischemia following aneurysmal subarachnoid hemorrhage. AJNR Am J Neuroradiol，2011，32（11）：2047-2053
38. Dankbaar JW，de Rooij NK，Smit EJ，et al. Changes in cerebral perfusion around the time of delayed cerebral ischemia in subarachnoid hemorrhage patients. CerebrovascDis，2011，32（2）：133-140
39. Kamp MA，Hi-Jae H，Kerim B，et al. Early CT perfusion measurement after aneurysmal subarachnoid hemorrhage：a screening method to predict outcome? Acta Neurochir Suppl，2012，114：329-332

附　录

附录 1　脑卒中的风险评估方法

一、卒中风险评分卡（Stroke Risk Scorecard）

（一）Scorecard 评分项目

附表 1-1　Scorecard 评分项目

Risk Factor（危险因素）	风险分级		
	High Risk（高风险）	Caution（警示值）	Low Risk（低风险）
lood Pressure（血压）	□>140/90 or unknown（>140/90mmHg，或未知）	□ 120-139/80-89（120-139/80-89mmHg）	□<120/80（<120/80mmHg）
Atrial Fibrillation（房颤）	□ Irregular heartbeat（心律不齐）	□ I don't know（不知道）	□ Regular heartbeat（心律规则）
Smoking（吸烟）	□ Smoker（吸烟者）	□ Trying to quit（欲戒烟）	□ Nonsmoker（非吸烟者）
Cholesterol（胆固醇）	□ >240mg/dl or unknown（>240，或未知）	□ 200-239（200-239mg/dl）	□ <200（<200mg/dl）

续表

Risk Factor（危险因素）	风险分级		
	High Risk（高风险）	Caution（警示值）	Low Risk（低风险）
Diabetes（糖尿病）	☐ Yes（是）	☐ Borderline（临界）	☐ No（不是）
Exercise（锻炼）	☐ Couch potato（从不运动）	☐ Some exercise（偶尔运动）	☐ Regular exercise（定期锻炼）
Diet（饮食）	☐ Overweight（超重）	☐ Slightly overweight（轻微超重）	☐ Healthy weight（正常体重）
Stroke in Family（卒中家族史）	☐ Yes（有）	☐ Not Sure（不确定）	☐ No（无）
Total Score（总分）			

注：①胆固醇换算公式为：mg/dl×0.0258 = mmol/L，mmol/L×38.7 = mg/dl；②根据您的情况选择相应的空格，每空1分，每个风险分级的总分与下面标准比较

（二）Risk Scorecard Results 风险分级标准

附表 1-2　Risk Scorecard Results 风险分级标准

风险标志	风险分级	评分	措施
■	High Risk（高风险）	≥3	Ask about stroke prevention right away.（立即进行卒中预防）
■	Caution（警示）	4～6	A good start. Work on reducing risk（一个好的开端，减少卒中危险因素）
■	Low Risk（低风险）	6～8	You're doing very well at controlling stroke risk!（卒中风险控制好，请保持）

（三）Ask your healthcare professional how to reduce your risk of stroke 如何降低脑卒中风险，听听医疗保健专家的建议

To reduce your risk 降低你的风险，包括如下措施：

（1）Know your blood pressure. 首先，明确您的血压值；

（2）Find out whether you have atrial fibrillation. 其次，明确您是否患有房颤；

（3）If you smoke，stop. 第三，如果您是吸烟人士，请戒烟；

（4）Find out if you have high cholesterol. 第四，明确您是否患有高胆固醇症；

（5）If diabetic，follow recommendations to control your diabetes. 第五，如果您是糖尿病患者，请控制血糖；

（6）Include exercise in your daily routine. 第六，在您的日常生活方式中加入锻炼内容；

（7）Enjoy a lower-sodium（salt），lower-fat diet. 第七，遵循低盐、低脂的饮食习惯。

二、Act FAST and CALL 9-1-1 IMMEDIATELY at any sign of a stroke 采取 FAST 脑卒中应急行动，如果有以下任何一种症状，请及时拨打 120 急救电话：

F（FACE）：Ask the person to smile. Does one side of the face droop? 观察面部：让人微笑，观察是否一边的脸下垂？

附表 1-3 改良 Framingham 卒中风险预测量表

因素	分值										
	0	1	2	3	4	5	6	7	8	9	10
男性											
年龄（岁）	54～56	57～59	60～62	63～65	66～68	69～72	73～75	76～78	79～81	82～84	85
未治疗时的收缩压（mmHg）	97～105	106～115	116～125	126～135	136～145	146～155	156～165	166～175	176～185	186～195	196～205
治疗时的收缩压（mmHg）	97～105	106～112	113～117	118～123	124～129	130～135	136～142	143～150	151～161	162～176	177～205
糖尿病	否		是								
吸烟	否			是							
CVD	否				是						
AF	否				是						
LVH	否					是					

分值	10年风险（%）	分值	10年风险（%）	分值	10年风险（%）
1	3	11	11	21	42
2	3	12	13	22	47
3	4	13	15	23	52
4	4	14	17	24	57

续表

分值	10年风险（%）	分值	10年风险（%）	分值	10年风险（%）
5	5	15	20	25	63
6	5	16	22	26	68
7	6	17	26	27	74
8	7	18	29	28	79
9	8	19	33	29	84
10	10	20	37	30	88

因素	分值										
	0	1	2	3	4	5	6	7	8	9	10
女性											
年龄（岁）	54～56	57～59	60～62	63～64	65～67	68～70	71～73	74～76	77～78	79～81	85
未治疗时的收缩压（mmHg）		95～106	107～118	119～130	131～143	144～155	156～167	168～180	181～192	193～204	205～216
治疗时的收缩压（mmHg）		95～106	107～113	114～119	120～125	126～131	132～139	140～148	149～160	161～204	205～216
糖尿病	否			是							
吸烟	否			是							
CVD	否		是								

续表

因素	分值										
	0	1	2	3	4	5	6	7	8	9	10
AF	否				是						
LVH	否						是				
	分值	10 年风险（%）		分值	10 年风险（%）		分值	10 年风险（%）			
	1	1		11	8		21	43			
	2	1		12	9		22	50			
	3	2		13	11		23	57			
	4	2		14	13		24	64			
	5	2		15	16		25	71			
	6	3		16	19		26	78			
	7	4		17	23		27	84			
	8	4		18	27						
	9	5		19	32						
	10	6		20	37						

注：CVD：心血管病，包括MI、心绞痛、冠脉供血不足、间歇性跛行或充血性心力衰竭史；AF：心房颤动；LVH：心电图显示左心室肥厚

本表提供 Framingham 心脏研究中既往无卒中史的 55～85 岁男性和女性 10 年卒中风险率。在使用本表时，首先识别患者各个危险因素，获得表格顶排的分值，然后计算患者的总分并得到相应的 10 年卒中几率。例如，1 例 64 岁的男性（3 分）在经过治疗后收缩压为 138mmHg（6 分），无糖尿病（0 分），不吸烟（0 分），也没有 CVD（0 分）或 AF（0 分），但有 LVH（5 分）。其总分为 11 分，对应的 10 年卒中几率为 11%。

A（ARMS）：Ask the person to raise both arms. Does one arm drift downward? 观察胳膊：让患者抬起双臂，观察是否有一只手臂无力下垂？

S（SPEECH）：Ask the person to repeat a simple phrase. Is their speech slurred or strange? 观察言语：让患者重复一个简单的短语。看他们的讲话是否含糊不清或词不达意？

T（TIME）：If you observe any of these signs，call 9-1-1 immediately. 及时行动：如果你观察到患者出现了上述任何一种异常症状，请立刻拨打 120。

附表 1-4　ABCD² 评分（早期卒中风险评估）

		ABCD² 得分
年龄	>60 岁	1
血压	SBP>140mmHg 或 DBP>90mmHg	1
临床症状	单侧无力	2
	不伴无力的言语障碍	1
症状持续时间	>60 分钟	2
	10～59 分钟	1
糖尿病	有	1
总分		0～7

注：若 ABCD² 得分≥3 分，建议尽快收入院

附录2 卒中量表

附表 2-1 美国国立卫生研究院卒中量表(NIHSS)

项目	评分标准	得分
1. 意识 1a. 意识水平 即使不能全面评价(如气管插管、语言障碍、气管创伤、绷带包扎等),检查者也必须选择1个反应。只在患者对有害刺激无反应时(不是反射),方记录3分	0=清醒,反应敏锐 1=嗜睡,最小刺激能唤醒患者完成指令、回答问题或有反应 2=昏睡或反应迟钝,需要强烈反复刺激或疼痛刺激才能有非固定模式的反应 3=仅有反射活动或自发反应,或完全没反应、软瘫、无反应	
1b. 意识水平提问:(仅对最初回答评分,检查者不要提示) 询问月份,年龄。回答必须正确,不能大致正常。失语和昏迷者不能理解问题记2分,患者因气管插管、气管创伤、严重构音障碍、语言障碍或其他任何原因不能说话者(非失语所致)记1分	0=都正确 1=正确回答一个 2=两个都不正确或不能说	
1c. 意识水平指令 要求睁眼、闭眼:非瘫痪手握拳、张手。若双手不能检查,用另一个指令(伸舌)。仅对最初的反应评分,有明确努力但未完成也给评分。若对指令无反应,用动作示意,然后记录评分。对创伤、截肢或其他生理缺陷者,应给予一个适宜的指令	0=都正确 1=正确完成一个 2=都不正确	

续表

项目	评分标准	得分
2. 凝视 只测试水平眼球运动。对自主或反射性（眼头）眼球运动记分。若眼球侧视能被自主或反射性活动纠正，记录1分。若为孤立性外周神经麻痹（Ⅲ、Ⅳ、Ⅴ），记1分。在失语患者中，凝视是可测试的。眼球创伤、绷带包扎、盲人或有视觉或视野疾病的患者，由检查者选择一种反射性运动来测试。建立与眼球的联系，然后从一侧向另一侧运动，偶能发现凝视麻痹	0= 正常 1= 部分凝视麻痹（单眼或双眼凝视异常，但无被动凝视或完全凝视麻痹） 2= 被动凝视或完全凝视麻痹（不能被眼头动作克服）	
3. 视野 用手指数或手指活动检测上、下象限视野。如果患者能看到侧面的手指，记录正常。如果单眼盲或眼球摘除，检查另一只眼。明确的非对称盲（包括象限盲），记1分。患者全盲（任何原因）记3分，同时刺激双眼。若人濒临死亡记1分，结果用于回答问题11	0= 无视野缺失 1= 部分偏盲 2= 完全偏盲 3= 双侧偏盲（全盲，包括皮质盲）	
4. 面瘫 言语指令或动作示意，要求患者示齿、扬眉和闭眼。对反应差或不能理解的患者，根据有害刺激时表情的对称情况评分。有面部创伤/绷带、经口气管插管、胶布或其他物理障碍影响面部检查时，应尽可能移至可评估的状态	0= 正常 1= 最小（鼻唇沟变平、微笑时不对称） 2= 部分（下面部完全或几乎完全瘫痪，中枢性瘫） 3= 完全（单或双侧瘫痪，上下面部缺乏运动，周围性瘫）	

续表

项目	评分标准	得分
5. 上肢运动 上肢伸展：坐位 90º，卧位 45º。要求坚持 10 秒；对失语的患者用语言或动作鼓励，不用有害刺激。评定者可以抬起患者的上肢到要求的位置，鼓励患者坚持	0= 上肢于要求位置坚持 10 秒，无下落 1= 上肢能抬起，但不能维持 10 秒，下落时不撞击床或其他支持物 2= 能对抗一些重力，但上肢不能达到或维持坐位 90º 或卧位 45º，较快下落到床上 3= 不能抗重力，上肢快速下落 4= 无运动 9= 截肢或关节融合 5a 左上肢 5b 右上肢	
6. 下肢运动 下肢卧位抬高 30º，坚持 5 秒；对失语的患者用语言或动作鼓励，不用有害刺激。评定者可以抬起患者的上肢到要求的位置，鼓励患者坚持	0= 于要求位置坚持 5 秒，不下落 1= 在 5 秒末下落，不撞击床 2=5 秒内较快下落到床上，但可抗重力 3= 快速落下，不能抗重力 4= 无运动 9= 截肢或关节融合 6a 左下肢 6b 右下肢	
7. 共济失调 目的是发现双侧小脑病变的迹象。实验时双眼睁开，若有视觉缺损，应确保实验在无缺损视野内进行。双侧指鼻、跟 - 膝 - 胫试验，共济失调与无力明显不成比例时记分。如患者不能理解或肢体瘫痪不记分。盲人用伸展的上肢摸鼻。若为截肢或关节融合，记录 9 分，并解释清楚	0= 没有共济失调 1= 一个肢体有 2= 两个肢体均有 如有共济失调： 左上肢 1= 是 2= 否；9= 截肢或关节融合 右上肢 1= 是 2= 否；9= 截肢或关节融合 左下肢 1= 是 2= 否；9= 截肢或关节融合 右下肢 1= 是 2= 否；9= 截肢或关节融合	

续表

项目	评分标准	得分
8. 感觉： 用针检查。测试时，用针尖刺激和撤除刺激观察昏迷或失语患者的感觉和表情。只对与卒中有关的感觉缺失评分。偏身感觉丧失者需要精确检查，应测试身体多处部位：上肢（不包括手）、下肢、躯干、面部。严重或完全的感觉缺失，记 2 分。昏迷或失语者可记 1 或 0 分。脑干卒中双侧感觉缺失记 2 分。无反应及四肢瘫痪者记 2 分。昏迷患者（1a=3）记 2 分	0= 正常，没有感觉缺失 1= 轻到中度，患侧针刺感不明显或为钝性或仅有触觉 2= 严重到完全感觉缺失，面、上肢、下肢无触觉	
9. 语言： 命名、阅读测试。要求患者叫出物品名称、读所列的句子。从患者的反应以及一般神经系统检查中对指令的反应判断理解能力。若视觉缺损干扰测试，可让患者识别放在手上的物品，重复和发声。气管插管者手写回答。昏迷患者（1a=3），3 分，给恍惚或不合作者选择一个记分，但 3 分仅给哑人或一点都不执行指令的人	0= 正常，无失语 1= 轻到中度：流利程度和理解能力有一些缺损，但表达无明显受限。 2= 严重失语，交流是通过患者破碎的语言表达，听者须推理、询问、猜测，能交换的信息范围有限，检查者感交流困难。 3= 哑或完全失语，不能讲或不能理解	
10. 构音障碍 不要告诉患者为什么做测试。读或重复附表上的单词。若患者有严重的失语，评估自发语言时的发声清晰度。若患者气管插管或其他物理障碍不能讲话，记 9 分。同时注明原因	0= 正常 1= 轻到中度，至少有一些发声不清，虽有困难，但能被理解 2= 言语不清，不能被理解 9= 气管插管或其他物理障碍	

续表

项目	评分标准	得分
11. 忽视症 若患者严重视觉缺失影响双侧视觉的同时检查，皮肤刺激正常，则记分为正常。若患者失语，但确实表现为关注双侧，记分正常 通过检验患者对左右侧同时发生的皮肤感觉和视觉刺激的识别能力来判断患者是否有忽视。把标准图显示给患者，要求他来描述。医生鼓励患者仔细看图，识别图中左右侧的特征。如果患者不能识别一侧图的部分内容，则定为异常。然后，医生请患者闭眼，分别测上或下肢针刺觉来检查双侧皮肤感觉。若患者有一侧感觉忽略则为异常	0=没有忽视症 1=视、触、听、空间觉或个人的忽视；或对任何一种感觉的双侧同时刺激消失 2=严重的偏身忽视；超过一种形式的偏身忽视；不认识自己的手，只对一侧空间定位	
总计		

NIHSS卒中量表说明：

● 意识

（1）意识水平：询问患者2或3个关于住院环境的一般性问题。并且，在开始量表评定之前，假定检查者已经正式问过病史。根据回答，用4分表打分。不要训练。3分只给予严重损害的患者。他们最好的反应是对伤害性刺激发生反射性姿势运动。如果在1和2之间难以决定，继续问患者病史，直到你认为足以评定意识水平。

（2）意识水平提问：问患者“你多大年纪了”并等待回答。再问“现在是几月”。记录错误回答的数目。如果“接近”，不能算对。不能说话的人可以书写。不要说出一些可能的答案让患者去选。这会“训练”患者。只能根据初次回答评分。这一项永远不能记为“无法查”(注意，在NIHSS教学录像带中，一个气管插管的患者被给予一系列答案做选择，但此人的得分仍然是1)。深昏迷(1a=3)的患者得2分。

（3）意识水平指令：告诉患者“睁开眼”“闭上眼”，再让他用非瘫痪侧肢体“握拳”“伸开手掌”。如果截肢或其他生理残疾使其无法完成，用另一种适合的一步指令。不能使用有提示性的语句，这些只能用于把眼睛和手置于适合检查的位置。也就是说，检查时如果患者一开始是闭着眼的，就让他睁眼。打分是根据第二个语句“闭上眼”。计数错误反应的个数。如果患者明显尝试去完成操作任务，因为无力、疼痛或其他障碍而不能完成，算对。只能给首次尝试打分，并且问题只能问一次。

● 最佳注视

这一项的目的是观察水平性眼球运动并打分。为此，用主动性或反射性刺激。如果一眼或两眼有异常，记1分。只有当强迫性眼球偏斜不能被头眼动作克服时，记2分。不要做冷热水试验。对失语或意识模糊的患者，建立目光接触，绕床走，是有帮助的。这一项是观察首次反应及不能训练原则的例外。如果患者不能主动注视，头眼动作、眼球注视和追踪检查者的方法可用来提供更强的检查刺激。

● 视野

视野的检查，可以用数指或床旁手指活动法分别评价上下象限。3 分只用于任何原因导致的盲，包括皮质盲。2 分只用于完全性偏盲。任何部分性视野缺损，包括象限盲，记 1 分。

● 面瘫

让患者做“龇牙”、“扬眉”、“紧闭双眼”等动作，失语或模糊的患者用伤害性刺激的反应评价。打分的一个有用办法是：任何明确的上运动神经元面瘫记 2 分。记 0 分时，必须功能完全正常。二者之间的状况，包括鼻唇沟变浅，打 1 分。严重昏睡或昏迷的患者，双侧瘫痪的患者，单侧下运动神经元面部无力的患者，记 3 分。

● 上肢运动、下肢运动

按录像中演示的无力测试。当测上臂时，手心必须向下。大声数数，让患者听到，直到肢体确实碰到床或其他支持物。只有无任何力量的患者记 3 分，除外肢体放在床上可以在命令下稍微活动者。如果你先测非偏瘫侧肢体，失语患者可能会理解你想测什么。不要同时测双侧肢体。当释放肢体时，注意开始时有无上下摇晃。只有在摇晃后有漂移者，记为异常。不要用语言训练患者。看着患者大声喊着计数，并用手指示意计数。释放肢体的瞬间开始计数（注意在一些不规范操作中，检查者错误地在计数前延迟数秒）。当检查运动下肢时，患者必须仰卧位以使重力效应完全标准化。注意检查者不再被要求识别偏瘫的上肢或下肢。

● 肢体共济失调

共济失调必须明确地与任何无力不成比例。用指鼻试验和跟-膝-胫试验，计数共济失调的肢体数目，最大为2个。如果肢体最初被检查者被动移动，失语患者经常正确完成检查。否则，无共济失调，这一项记0分。如果无力患者有轻微共济失调，你又不能确定其是否与无力不成比例，记0分。只有当共济失调表现出来时，才算阳性。

● 感觉

不要测肢体末端，也就是手和足。因为可能会有无关的周围神经病。不要隔着衣服查。

● 最佳语言状态

估计大多数检查者将根据问病史和前面各项中的信息打分。所附图片和命名卡片用于证实你的印象。做完正规测试后常会发现意外的困难。所以，每个患者必须用图片、命名卡片和句子来测试。只有完全哑或者昏迷患者记3分。轻微失语记1分。用所有提供的材料决定选1分还是2分。估计患者漏掉了超过2/3命名物体和句子或执行了非常少和简单的一步指令者，记2分。这一项是第一反应原则的例外。因为很多困难工具被用来测定语言。卒中量表每个打分都有大量缺损的例子。因为回答问题的变数很大。

● 构音障碍

用附录词表测试所有患者。不要告诉患者你是在测试语言清晰度。经常能发现一个或多个单词的含糊。否则这些患者会被记为正常。0分只给予阅读所有单词都不含糊的患者。失语患者和不能读的患者的打分是根据其自发言语和让他们重复你大声读出的单词。2分只给予任何有意义的方式都不能听懂的人或哑人。这个问题，正常语言记为0分，无反应患者记2分。

● 忽视症

不同检查者差异很大。所有神经科医生测试忽视的方法稍有不同。所以，尽可能只检查视觉双侧同时刺激和皮肤刺激。如果一侧不能辨别两种形式，记2分。如果不能辨别一种，记1分。如果患者不会混淆，但有其他明确的忽视证据，记1分。

注意事项：

按顺序检查NIHSS卒中量表的项目。每个项目查完要记录结果。不要返回前面改变得分。遵循每一项检查的指导。得分要反映患者做了什么，而不是临床医生认为患者能做什么。医生要一边检查一边记录，快速评定。除非特别说明，患者不应被辅导(也就是，重复要求患者以使其表现更好)。

(1) 最具重现性的反应都是第一反应。举例说，在意识水平提问项，让患者说出其年龄和当前的月份。患者最初回答错误，但后来纠正了，要记为错误反应。这一点是关键。因为我们没有办法规范旨在促进患者矫正初期错误反应的各种言语和非言语的线索。

(2) 不容许在任何项目上对患者进行辅导，除非有特别说明。这与神经病学教学相矛盾，因为我们一般都对患者的最佳表现感兴趣。再次强调，规范化的辅导是不可能的，要观察重现性就必须避免辅导。

（3）有些项目只有绝对存在时才能打分。举例来说，偏瘫患者的共济失调记为“无”。因为检查时它并不一定绝对存在。虽然与有些医生的观点相悖，这个项目必须这样打分，以避免歧义，并确保可重现性。

（4）最重要的是，记录患者所做的，而不是你认为患者可以做的，即使结果看起来矛盾。一个合格的检查者对患者的功能水平形成印象，但这种印象一定不能影响打分。除感觉项目外，打分应当包括以前的缺陷。

（5）患者的分数应当在检查后立即记录，最好每一个项目随着量表的检查而打分。这在基线检查是特别必要的。如果基线结果在患者接受治疗后记录，检查者可能会被患者的反应影响。

附表 2-2　斯堪的纳维亚卒中量表（SSS）

项目	评分标准
意识	6 完全清醒 4 嗜睡（唤醒后意识完全清醒） 2 昏睡（对语言刺激有反应，但不完全清醒） 0 昏迷
定向力（时间、地点、人物）	6 三项均正常 4 两项正常 2 一项正常 0 所有定向力丧失
眼球运动	4 无凝视麻痹 2 有凝视麻痹 0 眼球分离
语言	10 无失语 6 词汇减少，语言不连贯 3 语句短缩，不能说长句 0 仅能说是或不，或不能言语

续表

项目	评分标准
面瘫	2 无面瘫或不肯定 0 有面瘫
上肢肌力（瘫痪侧）	6 抬臂肌力正常 5 抬臂肌力减弱 4 抬臂时肘部屈曲 2 能运动，但不能对抗重力 0 完全瘫痪
手的肌力（瘫痪侧）	6 正常 4 减弱 2 指尖不能触到手掌 0 完全瘫痪
下肢肌力（瘫痪侧）	6 正常 5 伸膝抬腿时肌力减弱 4 抬腿时膝部屈曲 2 能运动，但不能对抗重力 0 完全瘫痪
步行能力	12 独立行走 5m 以上 9 独立行走，需扶杖 6 有人扶持下可以行走 3 独自坐立，不需支持 0 卧床或坐轮椅

附录 3　脑卒中严重程度量表

附表 3-1　Barthel 指数（日常生活活动 ADL 量表）

项目	分数	内容
进餐	0	依赖
	5	需要帮助（如夹取食物）
	10	自理

续表

项目	分数	内容
洗澡	0	需要帮助
	5	自理
修饰（洗脸、梳头、刷牙、剃须）	0	需要帮助
	5	自理
穿衣	0	依赖
	5	需要部分帮助
	10	独立完成脱衣、扣纽扣
控制大便	0	失控
	5	每周失控<1 次
	10	自理
控制小便	0	失控
	5	每 24 小时失控<1 次
	10	自理
用厕（包括擦净、整理衣裤、冲水）	0	依赖
	5	需要部分帮助
	10	自理
床椅转移	0	完全依赖，不能坐
	5	能坐起，需要 2 人帮助
	10	需要 1 人帮助或知道
	15	自理
平地行走 45m	0	完全依赖，不能动
	5	不能行走，但能操作轮椅行走
	10	需 1 人帮助完成步行
	15	独自完成步行 45m，可用辅助工具
上下楼梯	0	完全依赖

续表

项目	分数	内容
	5	需要帮助(体力或语言指导)
	10	独立完成，可用辅助工具
总得分		

注：(1) Barthel 指数分级是进行日常生活能力测定的有效方法，其内容比较全面，记分简便、明确，可以敏感地反映出病情的变化或功能的进展，适于作治疗前、中、后疗效观察及预后判断的手段

(2) Barthel 指数记分总分为 100 分。100：自理；75～95：轻度功能缺陷；50～70：中度功能缺陷；25～45：严重功能缺陷；0～20：极严重功能障碍

附表 3-2 改良的 Ranking 量表

患者状况	评分标准
完全无症状	0
尽管有症状，但无明显功能障碍，能完成所有日常工作和生活	1
轻度残疾，不能完成病前所有活动，但不需帮助能照料自己的日常事务	2
中度残疾，需部分帮助，但能独立行走	3
中重度残疾，不能独立行走，日常生活需别人帮助	4
重度残疾，卧床，二便失禁，日常生活完全依赖他人	5

附表 3-3 格拉斯哥昏迷量表(Glasgow Coma Scale)

检查项目	患者反应	评分
睁眼反应	任何刺激不睁眼	1
	疼痛刺激时睁眼	2
	语言刺激时睁眼	3
	自己睁眼	4
言语反应	无语言	1
	难以理解	2
	能理解，不连贯	3
	对话含糊	4
	正常	5

续表

检查项目	患者反应	评分
非偏瘫侧运动反应	对任何疼痛无运动反应	1
	痛刺激时有伸展反应	2
	痛刺激时有屈曲反应	3
	痛刺激有逃避反应	4
	痛刺激时能拨开医生的手	5
	正常（执行指令）	6

注：总分 15 分，8 分或以下为昏迷

附表 3-4　蛛网膜下腔出血的临床分级（HUNT-HESS 分类）

评分	描述
0	动脉瘤未破裂
1	无症状，或轻度头痛，轻度颈项强直
1a	无急性脑膜 / 脑反应，但有固定的神经功能缺失
2	中等至重度头痛，颈项强直，或脑神经瘫痪（如Ⅲ、Ⅳ）
3	嗜睡或混乱，轻度定向障碍
4	昏迷，中等至重度偏瘫
5	深昏迷，去脑强直，垂死表现

注：对于严重的全身性疾病（例如 HTN、糖尿病、严重动脉硬化、慢性阻塞性肺疾病）或血管造影发现严重血管痉挛者，评分加 1 分

附录 4　脑血管病处理的使用指南

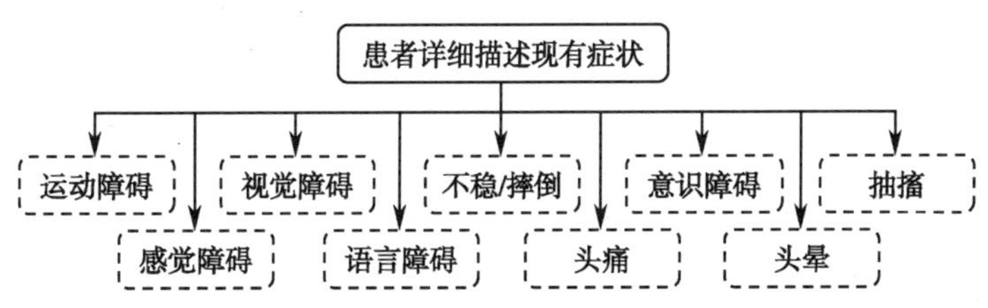

附图 4-1　脑血管病患者的电话初始评估指南

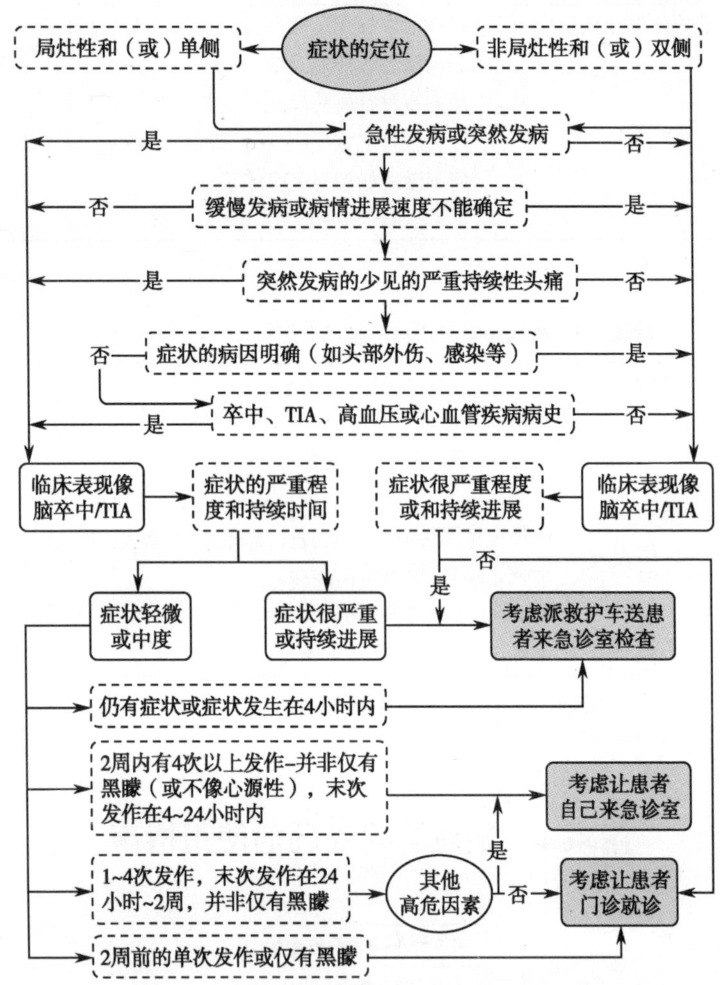

附图 4-1 脑血管病患者的电话初始评估指南（续）

a. 包括电话访问中发现的其他需要治疗的严重疾病；b. 很可能为心源性或症状性动脉狭窄；TIA= 短暂性脑缺血发作

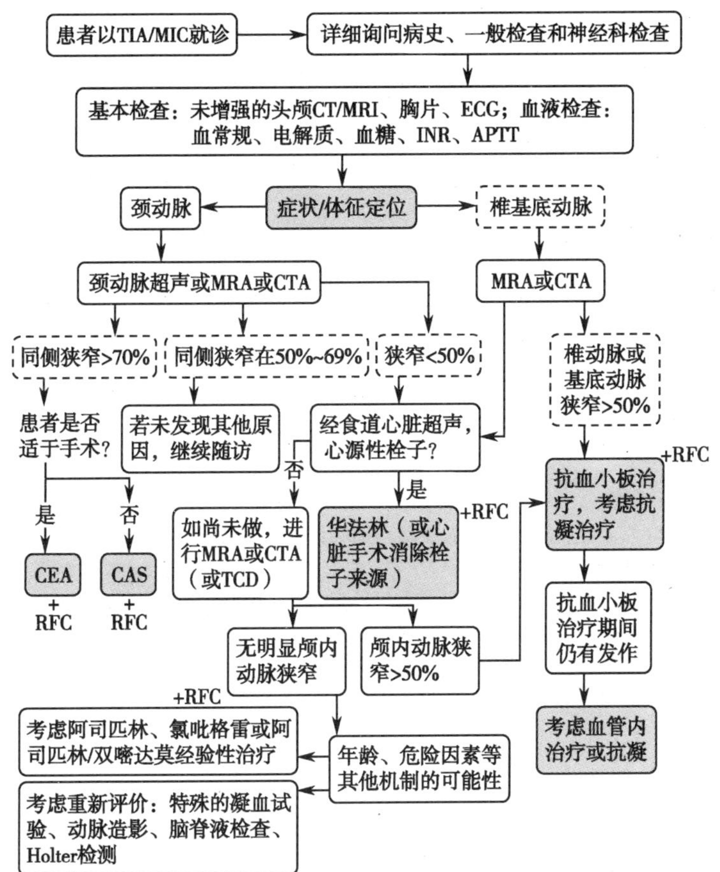

附图 4-2 TIA/ 可逆性缺血性神经功能缺损 / 缺血性小卒中处理指南

CEA. 颈动脉内膜剥脱术；CAS. 颈动脉支架植入术；RFC. 控制危险因素；MCI. 小卒中；a. 高血压、高脂血症、糖尿病吸烟或其他；b. 阿司匹林或氯吡格雷或阿司匹林 / 双嘧达莫；c. 包括积极处理动脉粥样硬化的危险因素

附录5 血压的管理

附表5-1 血压水平的定义和分类(2005年中国高血压防治指南)

类别	收缩压(mmHg)		舒张压(mmHg)
正常血压	<120	和	<80
正常高值	120～139	或	80～89
高血压			
1级(轻度)	140～159	或	90～99
2级(中度)	160～179	或	100～109
3级(重度)	≥180	或	≥110
单纯收缩期高血压	≥140	和	<90

附表5-2 主要降压药物的适应证和禁忌证

分类	适应证	禁忌证	
		绝对禁忌证	相对禁忌证
钙通道阻滞剂(二氢吡啶类)	老年高血压,周围血管病,单纯收缩期高血压,稳定型心绞痛,颈动脉粥样硬化,冠状动脉粥样硬化	无	快速型心律失常,心力衰竭
钙通道阻滞剂(非二氢吡啶类)	心绞痛,颈动脉粥样硬化,室上性心动过速	Ⅱ～Ⅲ°房室传导阻滞	心力衰竭
血管紧张素转换酶抑制剂(ACEI)	心力衰竭,心肌梗死后,左室肥厚,左室功能不全,颈动脉粥样硬化,非糖尿病肾病,糖尿病肾病,蛋白尿/微量白蛋白尿,代谢综合征	妊娠,高钾血症,双侧肾动脉狭窄	

续表

分类	适应证	禁忌证	
		绝对禁忌证	相对禁忌证
血管紧张素Ⅱ受体阻滞剂（ARB）	糖尿病肾病，蛋白尿/微量白蛋白尿，心力衰竭，左室肥厚，心房纤颤预防，ACEI 引起的咳嗽，代谢综合征	妊娠，高钾血症，双侧肾动脉狭窄	
噻嗪类利尿剂	心力衰竭，老年高血压，高龄老年高血压，单纯收缩期高血压	痛风	妊娠
袢利尿剂	肾功能不全，心力衰竭		
利尿剂（醛固酮拮抗剂）	心力衰竭，心肌梗死后	肾衰竭，高钾血症	
β 受体阻滞剂	心绞痛，心肌梗死后，快速性心律失常，稳定型充血性心力衰竭	Ⅱ～Ⅲ° 房室阻滞 哮喘	慢性阻塞性肺病，周围血管病，糖耐量减低，运动员
α- 受体阻滞剂	前列腺增生，高血脂	体位性低血压	心力衰竭

附录 6　血脂的管理

附表 6-1　血脂异常的标准

	血清 TC	血清 LDL-C	血清 HDL-C	血清 TG
合适范围	5.18（200）以下	3.37（130）以下	1.04（40）以上	1.70（150）以下
边缘升高	5.18～6.19（200～239）	3.37～4.12（130～159）		1.70～2.25（150～199）
升高	6.22（240）以上	4.14（160）以上	1.55（60）以上	2.26（200）以上
降低			1.04（40）以下	

注：单位：mmol/L（mg/dl）

附表 6-2　血脂异常的危险分层方案

危险分层	TC：5.18～6.19mmol/L（200～239mg/dl）；或 LDL-C：3.37～4.12mmol/L（130～159mg/dl）	TC≥6.22mmol/L（240mg/dl）；或 LDL-C≥4.14mmol/L（160mg/dl）
无高血压且其他危险因素数<3	低危	低危
高血压或其他危险因素数≥3	低危	中危
高血压且其他危险因素数≥1	中危	高危
冠心病及其等危症	高危	高危

注：其他危险因素包括：年龄（男≥45 岁，女≥55 岁）、吸烟、低 HDL-C、肥胖和早发缺血性心血管病家族史

附录 7　血糖的管理

附表 7-1　糖代谢分类

糖代谢分类	WHO 1999	
	空腹血糖（FBG）	餐后 2 小时血糖（2hPBG）
正常血糖（NGR）	<6.1	<7.8
空腹血糖受损（IFG）*	6.1～<7.0	<7.8
糖耐量减低（IGT）*	<6.1	7.8～<11.1
糖尿病（DM）	≥7.0	≥11.1

注：血糖值单位为 mmol/L；* 均为单纯 IFG 或 IGT

附表 7-2　糖尿病的诊断标准

糖尿病	静脉血浆葡萄糖水平 mmol/L（mg/dl）
1. 糖尿病症状（典型症状包括多饮、多尿和不明原因的体重下降）加	
（1）随机血糖（指不考虑上次用餐时间，一天中任意时间的血糖）	≥11.1（200）
或	
（2）空腹血糖（空腹状态指至少 8 小时没有进食热量）	≥7.0（126）
或	
（3）葡萄糖负荷后 2 小时血糖	≥11.1（200）
2. 无糖尿病症状者，需另日重复测定血糖明确诊断	

附表 7-3　中国 2 型糖尿病的控制目标

（中国 2 型糖尿病防治指南 2007 年版）

指标	目标值
血糖（mmol/L）	空腹：4.4～6.1；非空腹：4.4～8.0
HbA1c（%）	6.5
血压（mmHg）	130/80
BMI	男性：25；女性：24
TC（mmol/L）	4.5
HDL-C（mmol/L）	1.0
TG（mmol/L）	1.5
LDL-C（mmol/L）	2.5
尿白蛋白 / 肌酐比值（mg/mmol）	男性：2.5（22mg/g）；女性：3.5（31mg/g）
主动有氧活动（分钟 / 周）	150

附表 7-4　亚洲 - 太平洋地区 2 型糖尿病政策组制定的糖尿病控制目标

	理想	良好	差
空腹血糖（mmol/L）	4.4～6.1	≤7.0	>7.0
随机血糖（mmol/L）	4.4～8.0	≤10.0	>10.0
糖化血红蛋白（HbAlc）	<6.5%	6.5%～7.5%	>7.5%